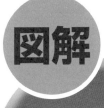

患者さんを引きつける看板 50の成功法則

アイワ広告株式会社 代表取締役社長
小山 雅明 著

クインテッセンス出版株式会社　2015

Tokyo, Berlin, Chicago, London, Paris, Barcelona, Istanbul, Milano, São Paulo, Moscow, Prague, Warsaw, Delhi, Bucharest, and Singapore

クインテッセンス出版の書籍・雑誌は、歯学書専用通販サイト『歯学書.COM』にてご購入いただけます。

PCからのアクセスは…

歯学書 検索

携帯電話からのアクセスは…
QRコードからモバイルサイトへ

■ はじめに

　私は30年にわたり、「人の感性を動かす看板」について研究を重ねてきました。その間、およそ1,500件にのぼる集患看板を製作し、多くの歯科医院を繁盛医院にするお手伝いをしてきました。

　この経験から、「人の心理と感性は、科学的なアプローチをすることで確実に動かすことができる」ということがわかりました。その理論的根拠となるのは、人の感性を科学的な手法で分析する「感性工学」による考え方です。

　この考え方をベースにして、私は看板を「集患装置」にする２つの理論をつくり上げたのです。

３段階確率論
看板偏差値法

　実際に、さまざまな歯科医院の看板を製作する際、この２つの理論は欠かせません。これらの理論があってこそ、看板は通行人を医院の患者さんに変える「集患装置」として機能するからです。

　本書の中でも詳しく語っていますが、たとえば、看板を設置後、新規患者数が３倍に増加した医院や、看板を使って医院のブランディングに成功し、年間3,000本のインプラント数となった歯科医院もありますが、どちらの場合もこの２つの理論を使って製作した看板です。

　理論の詳しい解説は本書内をお読みいただくとして、ここでは簡単にその概略だけ触れておきます。

「３段階確率論」は、通行人が看板によって医院まで誘導されるステップを、３段階で読み解いたものです。この理論を使うことで、看板は集患装置として機能することになります。

　「看板偏差値法」は、人が看板を見たとき、どこに注目しどの部分で感性を動かせるかということを、客観的な数値である偏差値を使って表した「看板の評価法」です。３段階確率論を正しく機能させるための評価法として、重要な理論になっています。

　この２つの理論は、2014年にスウェーデンのリンショーピンで開催された国際感性工学会のシンポジウムの席上、世界中の学者・研究者から非常に高い評価を受けることとなりました。看板を純粋に科学的な観点で読み解こうとした30年にわたる私の取り組みを、世界の研究者が評価してくれたのです。

　繁盛医院をつくるためには、新患数の増加は欠かせません。そのために多くの医院では、さまざまな媒体を使って自院に新規の患者さんを呼び込むための施策を行っています。その中でも、もっとも効果の高い媒体が「看板」であることを知っていただきたいと思います。

　ただしそのためには、上記で述べたように、科学的な視点が必要となります。通行人の感性を科学的に読み解く視点を持つことで、看板は「集患装置」になるわけです。

　具体的には、以下の３つについての科学的なアプローチが必須となります。

①通行人の心理と感性を動かすための科学的看板演出法
②看板を見た通行人の感性の動きを測定する客観的な評価法
③７秒間で通行人が医院への関心を抱くようになる感性誘導法

　本書は、感性工学による科学的なアプローチにより、看板を歯科医

院の**集患装置**にする方法を、具体的な事例から語る**集患バイブル**になっています。

　どのページを開いても興味深い事例が登場しますので、本書を紐解くことで、歯科医院に集患するための「集患看板」とはどういうものかが、誰にでも理解できるでしょう。

　歯科医院における平均的な新規患者数は、1ヵ月20人程度だといわれています。これはあくまでも平均なので、当然ながら、20人よりも多い医院もあれば、逆に数人しか新しい患者さんが来院されない医院もあるわけです。

　繁盛医院の条件として、安定的に新規の患者さんを増やすことが前提である以上、1ヵ月の新患数をいかに増やしていくのかが、どの歯科医院にとっても課題となるはずです。

　本書は、その命題を、科学的視点に立脚した「看板」で解決する方法を語っています。多くの患者さんが特定の歯科医院を決める際に、大きな決定要因としているのが「看板」であることは、インターネットの普及した現在においても変わりません。

　通行人の目をとらえ、記憶に残す看板こそが、歯科医院における新規患者数の増加に寄与する、最良の媒体だということを知っていただきたいと思います。

　本書が貴院を繁盛医院にするための"バイブル"となることを祈っております。

　2015年3月31日

小山　雅明

■もくじ

はじめに／3

第1章 「3段階確率論」で患者さんを引き寄せる　11

法則1　看板を集患装置にするための「3段階確率論」／12
法則2　通行人に自院を認知してもらうための「発見確率」／14
法則3　【発見確率】正面を向いた通行人の視野に
　　　　　　　　　　　飛び込んでくる看板／16
法則4　【発見確率】周囲の景観に埋没しない看板／18
法則5　【発見確率】見た瞬間に「医院の特長・
　　　　　診療方針・院内環境」が認知できる看板／20
法則6　通行人に医院の強みをわかってもらう「魅力確率」1／22
法則7　通行人に医院の強みをわかってもらう「魅力確率」2／24
法則8　【事例】視野に飛び込む色の演出／26
法則9　【事例】「存在感」を感じるサイン演出で
　　　　　　　　　通行人からの認知度アップ／28
法則10　【事例】キャラクターと色で親しみやすさを演出／30
法則11　通行人を医院に誘導する動線づくり「IN誘導確率」1／32
法則12　通行人を医院に誘導する動線づくり「IN誘導確率」2／34

第2章　C.I.戦略で看板もイキイキする　37

法則13　C.I.で医院のファンをつくる方法／38
法則14　C.I.を看板で発信するためのポイント1／40

もくじ

- 法則15　C.I.を看板で発信するためのポイント２／42
- 法則16　C.I.を看板で発信するためのポイント３／44
- 法則17　歯科医院の存在を記憶に残す「色」の秘密／46
- 法則18　【事例】イラストと写真と色の組み合わせで
「魅力確率」を高める／48
- 法則19　【事例】ひと目で小児歯科とわかる
キャラクターの使い方／50
- 法則20　【事例】視認性を高める色のマジック／52
- 法則21　【事例】通行人の目に飛び込む
看板演出で「発見される医院」に／54
- 法則22　歯科医院のC.I.で考える色の心理１／56
- 法則23　歯科医院のC.I.で考える色の心理２／58
- 法則24　看板の視認性で考える色の心理／60

第３章　「看板偏差値法」で効果がわかる！　　63

- 法則25　看板偏差値法でわかった
「通行人と地域住人に発見されやすい看板」１／64
- 法則26　看板偏差値法でわかった
「通行人と地域住人に発見されやすい看板」２／66
- 法則27　看板偏差値法は客観的な効果測定法／68
- 法則28　看板には３つの視点がある／70
- 法則29　看板は７秒かけて通行人に認知・記憶される／72
- 法則30　屋外広告の費用対効果／74

■もくじ

法則31　看板の賞味期限「ハード面での賞味期限」／76
法則32　看板の賞味期限「ソフト面での賞味期限」／78
法則33　【事例】風格・品格を表現する看板／80
法則34　【事例】医院の強み・特長をシンプルに表現して
　　　　　　　　通行人に訴求する野立て看板／82
法則35　【事例】住宅街に立地した歯科医院に有効な看板演出／84
法則36　【事例】確実に医院を認知させる
　　　　　　　　「ファーストビュー・インプレッション」演出／86
法則37　鮮度の落ちた看板が通行人の心理に与える印象／88

第4章　通行人の記憶に残る看板を！　　　91

法則38　通行人の記憶に残すための看板演出1／92
法則39　通行人の記憶に残すための看板演出2／94
法則40　【事例】患者さんを選ぶ看板演出で
　　　　　　　　自費診療率が大幅アップ／96
法則41　【事例】「野立て看板で誘導」
　　　　　　　　道路上に設置した野立て看板で事前告知／98
法則42　【事例】複合ビルの看板演出ポイント／100
法則43　【事例】角地を生かしたマルチビューによる看板演出／102
法則44　【事例】セットバックした立地：
　　　　　　　　発見確率アップに効果的な自立看板／104
法則45　【事例】看板の書体で来院への敷居を低くする演出／106

もくじ

法則46 【事例】24時間「医院の存在」を
　　　　　　アピールする看板演出／108
法則47 【事例】形状にこだわった小児歯科専門医院の看板／110
法則48 通行人の記憶に残るコピーのつくり方／112
法則49 野立て看板のすごい効果／114
法則50 野立て看板を戦略的に使ったら
　　　　　　インプラント治療が増加した／116

第 1 章

「3段階確率論」で患者さんを引き寄せる

法則1　看板を集患装置にするための「3段階確率論」

　開業すれば患者さんが来院する時代は終わりました。

　2014年の厚生労働省の調査によると、人口10万人当たりに対する歯科医師数は80.4人。これは、1980年の36.5人に比べると2倍以上増えた計算になります。その間の日本における全人口が1.2倍にしか増えていないことを考えると、明らかに供給過多となっています。

　歯科医師数が増加していることは、歯科医院の数も増えていることになります。そのため、患者さんに向けた自院の広報活動が、医院経営の健全化のためにも、必須となっていきます。

　技術に自信があっても、患者さんに医院の存在を知られなければ、経営が成り立たなくなっているのです。繁盛する医院は、新規の患者さんがつきます。それは、医師の腕の差ではなく、医院の存在をどれだけ多くの人に発信しているかという、広報活動の差なのです。

　そのような歯科医院の広報活動にもっとも適した媒体が看板であることは、あまり知られていません。本来の意味での看板とは、通行人や地域住人に向けて自院の情報を告知し、新規の患者さんを獲得するための「集患装置」です。そのためには、通行人を患者さんに変えるための**科学的な検証と理論が必須**なのです。

　では、それはどのような理論なのでしょうか？

　これまでの30年にわたる「集患看板」製作の実績と、感性を動かす演出に関する研究により、私が見つけたのは「3段階確率論」と呼ばれる「集患看板」理論です。簡単にいってしまうと、この理論は、通行人の振る舞いを検証して、そこから3つの段階で通行人を、看板で医院まで誘導する演出法のことをいいます。たとえば、看板の広告効

〔図解1〕通行人の数と段階的に減る人数

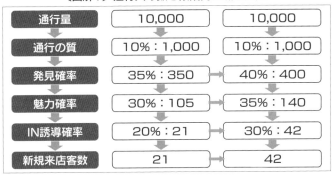

果は、次のような3つのプロセスで実現されます。

①医院を発見してもらう
②魅力を感じてもらう
③来院してもらう

それぞれのプロセスがすすむごとに、人数は減っていきます。

通行人が10,000人で、ターゲット（通行の質）が10％（1,000人）いると想定します。ある歯科医院を看板で「発見」した人が35％（350人）で、その350人のうち、看板で掲出された情報に「魅力」を感じた人が30％いるとすると、105人の通行人が医院に興味を持ってくれることになります。そして、その中から実際に医院の患者さんとなるのが20％とします。21人です。10,000人の通行人で、実際に歯科医院の患者さんになるのが21人だという現状があった場合、どのようにすれば最終的な来院数を増やすことが可能になるのでしょう？

それぞれのプロセスの確率を少しずつ高めればいいのです。そうすることで、最終的に来院してくれる通行人（患者さんになってくれる通行人）の数は、比例して増えていくことになります。

「3段階確率論」というのは、看板で通行人が患者さんになるプロセスの確率を高めるための理論であり、ノウハウなのです。

法則2 通行人に自院を認知してもらうための「発見確率」

　3段階確率論とは、通行人がある歯科医院の看板で医院まで誘導されるステップを、論理的に導き出した理論です。次のような3つのステップで、通行人を医院の患者さんに変えます。

> ①発見
> ②魅力
> ③IN誘導

　それぞれの確率を高めることで、看板の効果を最大化する理論なのです。ここでは「発見確率」を見ていきます。

　看板は通行人が見る媒体です。つまり、通行人の目に入り込まなくては、その役目は担えないといってもいいでしょう。
　ところが、多くの歯科医院では、この当たり前の考え方で看板を掲出していないのが現状です。
　ただ単純に医院名を掲出した看板を、建物の外やビルの壁面、あるいは道路脇にぼんやりと出しているだけの看板が、なんと多いことでしょう。

　「集患装置」としての役割を果たすためには、看板は通行人から発見されなければ意味をなしません。
　歯科医院の院長、あるいは院内のスタッフは、看板を自院の前で立ち止まって見ます。しかし、通行人はそんな見方はしません。移動しながら（歩きながら、車で移動しながら）目に飛び込んでくる看板で

はじめて、その情報を知るのです。

よくいわれることですが、歯科医院数はコンビニエンスストアの1.5倍以上あります。一般の人にそういうと必ず驚かれます。

なぜなら、あまりにも発見されない歯科医院が多いからです。それはつまり、一般の人に認知されている医院が少ない、ということを表しています。

通行人に、まずは医院を発見してもらうことが大切なことは、ここからも理解できるでしょう。新規の患者さんをつかむためには、まずは自院が発見されることが必要なのです。そのため看板は、通行人から発見されるための媒体でなければなりません。

まずは、「ここに歯科医院がある」という認知をしてもらうことが大切です。

「発見確率」というのは、歯科医院の存在を認知してもらうことを意味します。

同時に、その医院の基本的な情報を発信する必要があります。

その医院の前まで行かないと、その医院がどのような診療科目を扱い、どのような院内環境にあるのかわからないと、通行人の関心を引くことはないし、記憶にも残らないでしょう。

看板で医院の存在を発見してもらうということは、医院を認知してもらい、記憶に残してもらうことを意味するのです。

集患を最大化する看板の理論である「3段階確率論」。

その1番目「発見確率を高める」とは、看板で医院の存在を発見してもらい、記憶に残すことを表します。

では、具体的にどのようなものが発見確率の高い看板演出なのか、次項から見ていきましょう。

法則3 【発見確率】
正面を向いた通行人の視野に飛び込んでくる看板

　歩行者も車で移動中の通行人も、通行人は正面に視線を向けて移動しているのが普通です。
　人や建物を探す、という特別な目的がない限り、左右をキョロキョロしながら移動することは、まずありません。
　だとすれば、看板は正面を向いた通行人の視野に自然に入ってくるように設置したほうが、通行人への訴求という面からみて効果があることは、誰にでも理解できるでしょう。

　歩行者の視線に入るように考えられた看板のひとつに、「袖看板」と呼ばれている看板があります。
　これは、街の中で、たとえばビルの壁面や建物の壁面に、通行人の目線と平行になるように、建物から突き出して設置されている看板のことです。
　歩行者に対する「視認性」を考えて設置された袖看板は、通行人に歯科医院を「発見」してもらうためには、非常に有効なアイテムとなります。

　一方、車で移動中の通行人を考えてみましょう。
　車の場合、歩行者とは比較にならないくらい速い速度で移動しています。そのため、走行中の車の中から瞬間的に「発見」して、しっかりと視認させるためには、通常の袖看板の大きさでは、その役は担えません。
　そこで、道路際に設置する「野立て看板」がきわめて有効になって

〔図解２〕街の中の看板

| 袖看板なし | 袖看板あり | 野立て看板 |

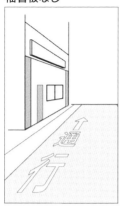
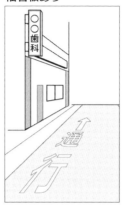
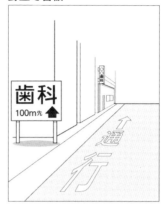

きます（114ページ参照）。

　野立て看板は、幹線道路はもちろん、狭い生活道路上でも威力を発揮する看板です。
　道路際に設置されるため、ある程度の高さと大きさの看板がつくれます。そのため、遠目からでも、走行中の車からでも、しっかりと視認できる看板をつくりやすいのです。

　歩行者に向けた看板と、走行中の車に向けた看板は、それぞれの移動速度に応じた看板表記と演出が必要になります。
　通行人に「発見」してもらうためには、漫然と看板を出すだけではダメだということを理解していただけるでしょうか。

法則4 【発見確率】周囲の景観に埋没しない看板

　野立て看板が設置されている道路際には、多くの場合、さまざまな業種・業態の店舗や企業の看板がずらりと設置されています。
　車で走っていると、たくさんの野立て看板が集中して設置されている一角が目に入ってくることもあります。
　そのような中で、特定の歯科医院の看板を設置し、走行中の車や歩行者に、どうやって認識してもらえばいいのでしょう？

　考え方としては、

「周囲の景観や風景に埋没しない看板」

を製作し、設置することです。
　周囲の景観・風景に埋没しない看板とは、逆にいうと、周囲の風景から浮かび上がる看板のことです。
　もちろん、物理的に浮かび上がるわけではありません。通行人の視野に、特定の看板だけが目に飛び込んでくる、そういう心理的な演出を施した看板という意味です。

　たとえば、看板の形状で考えてみると、看板は通常、四角形でできています。
　同じような形で、同じような大きさの看板が立ち並んでいる場所を通行人が見ると、人の脳の特性として、全体をパターンで認識する傾向があります。

〔図解３〕異形認識効果

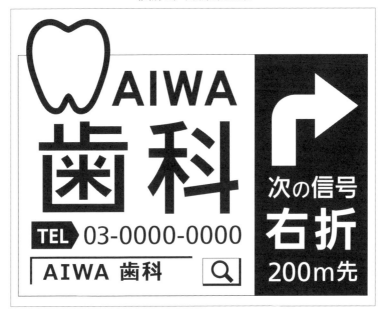

　ところが、そのような場所であっても、ひとつだけ形状の異なる看板があると、人の目は自然に、そちらに吸い寄せられていくようになります〔図解３〕。
　これを「異形認識」効果と呼びます（110ページ参照）。
　また、形状ではなく、色でも同じ効果は出せます。
　周囲の看板が同系の色の場合、そこに異なる色があると、通行人の目にその異なった色が飛び込んできます。
　このように、通行人に「発見されやすい」看板とは、通行人の視野に飛び込んでくる演出を施した看板のことをいいます。そして、それが周囲の景観に埋没しない看板なのです。

法則5 【発見確率】見た瞬間に「医院の特長・診療方針・院内環境」が認知できる看板

　看板は、情報を掲出する面積が限られています。1枚の看板で掲出できる情報には限りがあるということです。
　この限られた面積の中で、いかにして通行人への訴求効果が高い情報発信演出をするか、というところで、看板が単なる表札のままでいるのか、それとも看板が医院の集患装置になるのかの分かれ目になります。

　多くの看板でよく見かけるのが、文字情報をぎっしりと詰め込んだ看板です。看板は通行人が見るもの。つまり、移動しながら見るものであることを思い出してください。
　移動している人間の視野は、とくに狭くなります。数秒間で通り過ぎる看板で、人が認識できる文字数は、限られます。
　そのことをつい忘れがちになりますが、看板の目的を考えれば、文字でぎっしり詰め込んだ看板が、通行人への訴求効果が少ないことは理解できるはずです。

　では、限られた面積の看板に、どのような情報をどのように掲出すれば、移動中の通行人の感性に届くものになるのでしょうか？
　実験で、人が一瞬で認識できる平均文字数は6文字であるということがわかっています。また、複数の情報がある場合、同時に認識できるのは3つまでであることも、明らかになっています。看板で情報を掲出する際、これは重要なポイントになります。
　通行人に一瞬で内容を認知させ、理解させるためには、

第1章 「3段階確率論」で患者さんを引き寄せる

> ①通行人に読ませる文章は、文字数を6文字以内で収める
> ②文字情報以外に、写真・イラスト、診療時間情報など、3つの情報を組み合わせる

　こうすることで、通行人の心理と感性にインパクトを与える看板ができるでしょう。
　ここで重要なのが、看板にはどんな情報を載せるのか、ということです。
　歯科医院の看板で一般的なのが、「○○歯科」と自院名を大きく掲出することです。これは、業種情報になります。いうなれば、蕎麦屋で「○○庵」「△△蕎麦」「□□そば」という具合に、店名だけを掲出しているのと同じことです。ところが通行人は、店名よりもその蕎麦屋でどんな蕎麦を提供してくれるのか、どんな営業形態の店舗なのかが知りたいのです。立ち食いそば屋なのか、手打ち蕎麦専門店なのか、高級店なのか庶民的な気軽な店なのか、そのような「業態情報」を求めています。
　歯科医院の場合も同様です。
　診療科目はもちろんのこと、保険診療の歯科をメインにしている医院なのか、予防歯科やホワイトニング、インプラントなどの自費診療に力を入れている医院なのか、小児歯科が専門の医院なのかという「業態情報」を看板に掲出すべきです。いまはまだ業態は未分化ですが、これから求められるのは、間違いなく「どんな歯科医院なのか？」という業態情報なのです。
　3段階確率論における「発見確率」は、通行人が「看板そのもの」を発見することを意味するのではなく、通行人が看板を視認した瞬間に、その医院がどのような業態の医院なのかを認知する…ここまでを「発見」というのです。

法則6　通行人に医院の強みをわかってもらう「魅力確率」1

　通行人を患者さんに変える看板法則「3段階確率論」の二番目は「魅力確率を高める」です。
　魅力確率とはなんでしょう？
　看板を発見した通行人には、看板で掲出した情報に興味を持ってもらう必要があります。魅力確率とは、看板を発見した通行人や地域住人が、その看板の内容に興味を持ってもらえる割合のことです。
　医院名だけの看板、基本情報（診療時間・診療科目）だけの看板が多いのですが、そこにプラスして「院内環境情報」「診療コンセプト」「歯科医師・スタッフ情報」などを一緒に掲出することで、少なくとも単純な医院情報ではなくなります。
　通行人の興味を引く確率は、これだけでも高くなるはずです。
　魅力確率とは、通行人の心理を考え、通行人や地域住人が看板を見て興味を引かれるような演出をすることを意味するのです。
　魅力確率を高めるには、具体的に次のような方法が考えられます。

（1）　人目を引くキャッチフレーズやキャラクターを活用する

　歯科医院独自のキャラクターをイラストでつくると、それだけで多くの人の関心を呼びます。
　ある歯科医院では、院長先生をかわいらしいイラストでキャラクター化し、看板で掲出したことで、新規の患者数が増えています。
　とくに、子どもさんの診療をメインで行う歯科医院では、子どもさんから親近感を抱かれる確率が格段にアップするので、効果的な演出になります。

第1章 「3段階確率論」で患者さんを引き寄せる

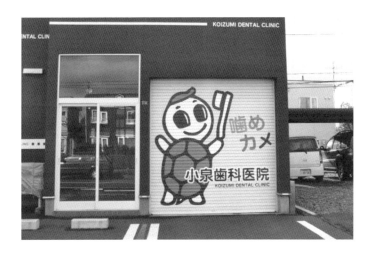

また、キャッチフレーズも大事です。

キャッチフレーズで大切なのが、医療法の広告規制に抵触しない表現方法を取ることです。詳しいことは専門家にお問い合わせするのが安心です。

自院の特長や診療コンセプトを、短くインパクトのあるコピーで表現すると、多くの通行人の記憶に医院名と共に残り、患者さんの増加につながります。

(2) 繁盛感を感じられる看板

看板には鮮度があり、その寿命は平均3年ほどです。それ以上時間が経過すると、どうしても看板そのものが古びてしまい、見る人の印象に「古びた看板＝繁盛していない医院」という先入観を与えてしまいます。

看板は劣化するものだと考え、常に自院の看板の鮮度をチェックすることは、通行人に魅力を与えるという意味においても、大事なことになります（76〜78ページ参照）。

法則7 通行人に医院の強みをわかってもらう「魅力確率」2

(3) 医院そのものの魅力を的確に伝える看板

歯科医院には、その医院独自の「診療コンセプト」や「診療方針」があります。

多くの歯科医院の看板を見ていてもったいないと思うのは、出されている情報が「医院名」「診療時間」「診療科目」の3つでしかないことです。ほとんどの医院の看板がそうです。

しかし、どの歯科医院も同じ情報しか出していなければ、通行人や地域住人の記憶に残るものになることは難しくなります。

人がある特定のものを記憶に残すとき、そこには、その特定のもの独自の情報がフックとなっていることが、認知心理学で明らかにされています。

つまり、医院独自の「診療方針」「院内環境」「診療コンセプト」が、わかりやすい形で看板として表現されていると、それだけで通行人や地域住人の記憶に残る情報になるのです。

医院独自の魅力はなにか──このことをもう一度考えながら、看板情報として掲出すると、魅力確率は格段に向上します。

(4) 院長や歯科医師、スタッフの顔が見える看板

患者さんの不安の多くは、その歯科医院で診療を受けたとき、どのような歯科医師とスタッフが、どのように対応してくれるのか、という部分が大きく占めています。

つまり、歯科医師の診療技術や、スタッフのきめ細かい対応を、通

行人(潜在的な患者さん)は知りたがっているのです。

　そこで、看板に、診療方針や診療コンセプトとともに、実際に診療にあたる歯科医師、院内スタッフを紹介する情報を掲出すると、それだけで不安は小さくなります。
　さらに、歯科医師の写真・経歴も合わせて載せてみるのもいいでしょう。
　もう一歩すすめて、歯科医師をキャラクター化すると、それだけで抜群の安心感を与えます。魅力確率が大きく向上するのです。

(5)　患者さんのありたい姿がイメージできる看板

　医院のターゲットとする患者さんが、その看板を見たときに、

「この歯科医院で診療を受けることによって、きれいな歯、健康的な歯になる」

というイメージを描けるような看板演出があると、医院に対する魅力確率は高まります。
　そのための演出法としては、イメージ写真・イラストを活用し、医院の強み(診療技術・診療方針など)とともに、通行人に向けて訴求するデザインが求められます(49ページ参照)。

　もちろん、比較広告や根拠のないイメージ広告は、医療法によって禁止、または制限が加えられていますが、院長や医院スタッフの「想い」という形での演出表現はできるので、十分に通行人に向けた魅力的な看板デザインをつくることができます。

法則8 【事例】視野に飛び込む色の演出

　発見確率の向上には、通行人の視野に自然に飛び込んでくる位置に看板を設置することが大事です。

　通行人は、周囲をじっくり眺めながら歩行していません。通常、正面を向いて進行方向に向かっています。つまり、通行人の視野は、正面に限定されるわけです。
　そのような通行人の特性を考えた場合、通行人の視野に自然と飛び込んでくる看板が、医院を認知させるためにはいかに重要か、誰にでも理解できるでしょう。
　街中の場合、その役目を担うのが、「袖看板」です。ビルの壁面に設置し、常に通行人の視野に入るように計算された看板のことです。そしてもうひとつ、通行人の視野に自然に飛び込む看板があります。それは、「前進色」を使用した看板です。
　前進色は、人の視野に飛び込みやすい色のことを表します。一般的に暖色系の色が、前進色と呼ばれ、周囲の景観に同化しない色として看板ではよく使用されています。

　こまがみね歯科さんの場合、自立看板と壁面サインにオレンジ色の前進色を使用することで、通行人の視野に自然と入る看板演出を行っています。
　同医院は、同時に、袖看板も同じ色を使用し、通行人がどの方向から見ても医院の存在が発見できるようにしています。

〔事例1〕

Before

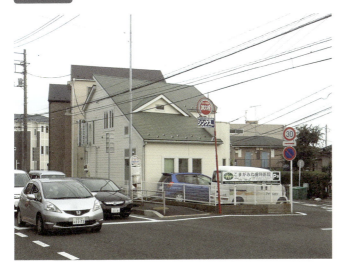

After

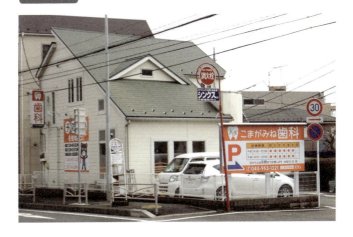

★袖看板・壁面サインのオレンジで発見確率が高まる。

法則9 【事例】「存在感」を感じるサイン演出で通行人からの認知度アップ

　ビル内に立地する歯科医院の場合、間口が狭く感じられる場合があります。
　その間口の狭さが、「存在感」を消してしまいます。存在感が消えることは、その分、通行人から「発見されにくい」ことに通じます。つまり、集患数に影響するわけです。

　藤山歯科クリニックさんのケースは、まさに間口の狭さを感じさせる看板が、通行人からの発見確率を下げていました。
　同医院は、道路際に面した１階に立地しています。本来であれば、通行人から医院の存在を認知されやすい条件が整っているはずなのですが、掲出した看板が目立たないため、実際よりも間口が狭く感じられ、多くの通行人から医院の存在を知られていませんでした。
　そこで、ビルのワイド全体を使った看板に変更することにしました。
　看板には、前進色であるオレンジ色と赤色を使用し、「藤山歯科クリニック」の文字を浮き立たせるデザインを採用しました。
　同時に、医院前には、メッセンスタンド〔事例２中段〕を置くことで、通行人の視線に自然と医院の情報が飛び込んでくるようにしたのです。

　このように、ビルに立地した医院では、ビルの壁面全体を有効に活用することで、医院の存在感を出すことができます。
　通行人に存在を発見してもらう演出は、どのような立地においても非常に重要なものとなります。

第1章 「3段階確率論」で患者さんを引き寄せる

〔事例2〕

Before

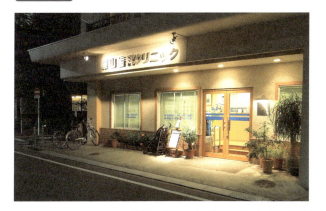

After

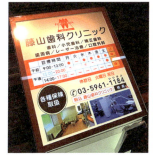
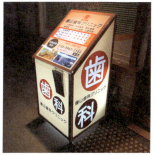

★ビルのワイド全体を使い、前進色を配した演出。メッセンスタンドも効果的

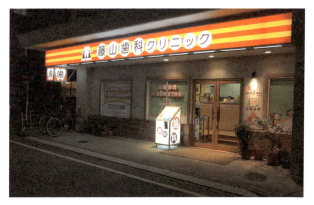

法則10 【事例】キャラクターと色で親しみやすさを演出

　子どもさんにとって「歯医者さん」は怖い場所です。いえ、歯科医院の敷居が高いのは、子どもさんばかりではないかもしれません。
　大人にしても、行かなくてはならないことはわかっていながら、できれば行きたくないと思ってしまう人も、少なくないでしょう。
　そのような「敷居の高さ」「歯科診療に対する恐れ」を解消させてあげられる看板デザインがあれば、もっと気楽な気持ちで通院してもらえるのではないでしょうか？

　のじま歯科クリニックさんのケースでは、それを「キャラクター・イラスト」と「色」で演出しました。

　看板改善前の写真をご覧いただくとわかるとおり、白地に青色の文字で医院名だけを表示したものになっています。印象としては「事務的」「そっけなさ」を感じさせます。
　一般的な歯科医院のイメージどおりの看板だといっていいでしょう。つまり「敷居の高さを感じる」デザインなのです。
　そこで、同医院の院長先生をイラストのキャラクターにし、看板に掲出しました。同時に、温かみを感じさせるイエローを使い、看板の第一印象をぬくもりの感覚のあるものに変更しました。

　改善前と改善後を比較すると、一目瞭然です。
　色とキャラクターを上手に活用することで、親しみを感じさせる看板演出ができています。

第1章 「3段階確率論」で患者さんを引き寄せる

〔事例3〕

Before

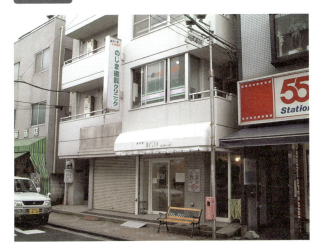

After

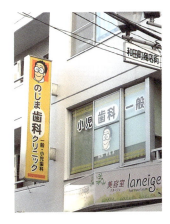
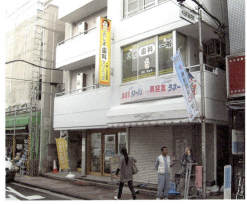

★イラストと色の使い方で親しみやすさを感じさせる。

法則11 通行人を医院に誘導する動線づくり「IN誘導確率」1

「3段階確率論」の最後は「IN誘導確率を高める」です。
IN誘導確率には、3つの意味があります。

> ①通行人が看板を「発見」し、「魅力」を感じ、医院まできたとき、いかにしてスムーズに院内に誘導できるか
> ②患者さん、通行人が看板に掲出されている情報を見て、その医院に対する不安感をいかに解消できるか
> ③道路上に設置した野立て看板で、いかにして迷わず歯科医院まで誘導できる演出ができるか

どちらも集患を考える上で、大変重要なポイントになります。
IN誘導確率を高めれば高めるほど、医院は繁盛医院に近づくからです。せっかく看板を発見させて、魅力を感じさせても、最終的な院内への誘導が悪ければ、患者さんは院内に入るのをためらってしまいます。患者さんに安心して入ってもらうためにも、IN誘導確率を高める演出は大切なことです。

(1) 院内の雰囲気を看板で表現する

通行人が歯科医院を判断する材料は、外から見た雰囲気だけだと考えましょう。
医院の雰囲気や、院内環境を探るために、わざわざ医院内に入る通行人はいません。とくに、初めて歯科医院を訪れる患者さんは、実際に診療を受けるまで、その歯科医院の良し悪しが判断できないのです。

通行人は外からしか内部の様子を想像できません。そのため、多くの通行人は、はじめて行く医院に対して不安感を持ちます。これは、医院ばかりの話ではありません。あらゆる業種・業態の店舗は、同じ問題を抱えています。

飲食店の例ですが、ある繁華街にあるレストランでは、店頭まで訪れる通行人の数に比べて、実際に入店して客になる通行人の数が、著しく少ない状況にありました。調べてみると、店頭には、店内の雰囲気やサービス内容に関する情報が、ほとんどないことが原因でした。そこで、店頭に、店内の様子がわかる写真やメニューなどを掲出したところ、それまでの数倍の客が入店するようになったのです。

歯科医院でも、入口部分に院内の環境がわかる情報があれば、多くの通行人は不安感を抱かずにすみます。

(2) 医院の入口を明るくする

はじめて来院する歯科医院に対して、多くの人は不安を持ちます。

人間の普遍的な心理として、これは当然のことですが、IN誘導確率を高める側面から見ると、大変重要なことになります。

医院の入口が暗かったり、あるいは乱雑であったりすると、人はその印象だけで、医院全体の印象を決めてしまう傾向があります。

IN誘導確率を高めることは、通行人や新規来院患者さんの不安感を少なくしてあげることでもあります。そのためには、医院周りの整頓、入口周辺の明るさには注意を払うべきです。

ここで推奨したいのが、内照式のスタンド看板です。

メッセンスタンドとも呼んでいますが、この看板を医院前に置くことで、院内の雰囲気や環境を写真で紹介できます。また、内照式なので、常に医院前を明るく照らすことができ、IN誘導確率を高めるためには最適なアイテムになっています。

法則12 通行人を医院に誘導する動線づくり「IN誘導確率」2

(3) 記号を使って通行人を歯科医院まで誘導する

野立て看板で大事なのは、歯科医院までの誘導経路をしっかり表現した看板をつくることです。

小さな地図で医院の場所を表現する看板をよく見かけますが、それは、通行人（通行車両）が、一瞬で通り過ぎることを考えていない看板演出です。

実際に車で看板を見て、認知し、記憶するまでは、ほんの数秒間しかありません。数秒間で認知でき、的確に医院の場所を表現するためには、細かい地図よりも、わかりやすい記号での演出のほうが効果を発揮します。

具体的にいうと、「矢印」表記です。

「ここから〇〇メートル先　交差点右折　┌→」

という形の誘導表現を行うことで、確実に医院まで通行人を誘導することができます。

ところで、記号の中でも、とくに矢印表記が人間の心理に働きかけることは、私たちの実験結果があるので、紹介しておきます。

ある飲食店で店頭に看板を置き、IN誘導確率を測定してみました。矢印なしと3種類の矢印をつけた同じデザインの看板をつくり、同じ期間、ひとつずつ店頭に出して、それぞれの看板のIN誘導確率を調査してみたのです。結果は次のようになりました。

第1章 「3段階確率論」で患者さんを引き寄せる

〔図解４〕矢印だけでこんなに違う

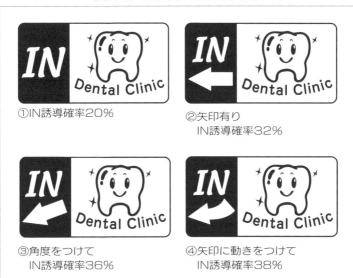

①矢印なしの看板→IN誘導確率20％
②矢印ありの看板→IN誘導確率32％
③矢印に角度をつけた看板→IN誘導確率36％
④矢印に曲線で動きをつけた看板→IN誘導確率38％

　矢印という記号は、指示表示と呼ばれるボディランゲージを表すものです。
　たとえば、誰かに道を尋ねられたとき、人は無意識のうちにその方向を指差します。道を尋ねた人は、その指し示された方向に、自然と目を向けてしまうでしょう。そのような経験を、みなさんもしていると思います。
　矢印という記号は、それと同じ効果を、人の心理に働きかけるものです。誘導看板には、とくに矢印での演出を上手に使うべきです。

第2章
C.I.戦略で看板もイキイキする

法則13　C.I.で医院のファンをつくる方法

　歯科医院の数は、全国で69,000軒以上あるといわれています。つまり、同一診療圏内に、複数の歯科医院が存在しているとみていいでしょう。

> ①そのような競合環境の中で、どうやって自院に患者さんを呼び込むのか？
> ②他の歯科医院と競争せずに、どうやって繁盛医院をつくっていくのか？

　結論からいうと、「医院独自の個性」を全面に出して、患者さん（通行人・地域住人）を医院のファンにしてしまうことです。
　具体的には、C.I.（クリニック・アイデンティティ）を構築し、それを看板で広く発信することです。

　では、繁盛医院の条件とはなんでしょう？
・患者さんの数が多いこと
・常に新規の患者さんが訪れること
・口コミでの来院患者さんが多いこと
　一般的には、このような「来院する患者さんの数」が前提条件であることはわかります。
　では、患者さんの数を常に一定の状態、もしくは、増えていく状態にするには、何が必要なのでしょう？

その答えこそ、ここで取り上げる「クリニック・アイデンティティ（C.I.）」です。

C.I.とは、医院の経営者・院長、医院のスタッフ、患者さん、通行人・地域住人の4者が、医院に対してまったく同じ価値観や目線を持つことを意味します。

たとえば、院長が「この歯科医院はこのような診療コンセプトのもとで、患者さんに対しこういう施策をとる医院にしたい」と考えていることに、医院スタッフは「では、院内環境はこう整備しよう。診療コンセプトに合わせた患者さんへの対応を考えよう」と、具体的な運営方針を打ち出し実行します。

そうすることで、医院を訪れる患者さんは「なるほど、この医院はこういうしっかりした診療コンセプトがあるんだな」と、実感できるわけです。

さらにつけ加えるなら、この医院内で行われている「患者さんのための」あらゆる施策は、外に向けて発信しなければなりません。

通行人や地域住人は、医院の外から中をうかがい知ることができないのです。どのような歯科医院なのか、どのような院内環境なのか、想像することしかできません。

そこで、医院内の施策（診療コンセプト、院内環境整備、患者さんへの対応など）を、明確な形で外に向けて発信することで、医院の情報や考えを、通行人・地域住人と共有することができます。

これが、C.I.です。

医院経営者・院長、医院スタッフ、患者さん、通行人・地域住人の4者が、その歯科医院で行われる施策と考え方を、確実に共有することを、C.I.と呼ぶのです。

法則14　C.I.を看板で発信するためのポイント1

　歯科医院内で構築したC.I.は、積極的に外部に向けて発信しなければ意味がありません。

　どれほど共感を呼ぶコンセプトから生まれたC.I.であっても、医院内だけで完結していては、医院のコンセプトや取り組みを、通行人や地域住人は知る機会が持てないのです。そのための対外的な発信は、必須になります。

　医院コンセプト、院内での取り組みなどの情報を、どの媒体を使って発信するのが効率的かを考えると、看板による対外的な発信が、通行人に対するダイレクトな訴求効果、地域住人への認知度の浸透、診療圏の拡大を含む取り組みへのアナウンス効果、コストパフォーマンスなどにより、最適な媒体だと考えます。

　そこで、看板を使ってC.I.を発信する際に、必要になるポイントを3つに絞って紹介します。

（1）　適切なコピーライティング

　看板は、移動中の通行人が見る媒体です。

　数秒間で情報を確実に認知させ、記憶に残すためには、長々とした文章や、細かい文字情報を掲出しても、読んでもらえないばかりか、看板そのものへの興味を失う結果になってしまいます。

　瞬時に通行人に向けて訴求するためには、インパクトのあるコピーライティングは必須です。

　たとえば「予防に力を入れる小児歯科診療の歯科医院」が看板を出すとします。よくある看板のコピーとしては、

第2章　C.I.戦略で看板もイキイキする

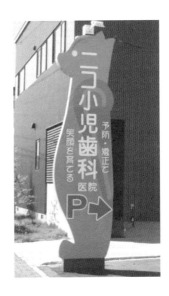

「○○歯科　診療科目：歯科・小児歯科・予防歯科」

という具合に、診療科目などを箇条書きで表現する場合が一般的です。その表現を、コピーライティングにこだわり、このようにしてみます。

「お子様の歯を守る歯医者さん　○○歯科」

箇条書きの情報よりも、具体的にイメージできるはずです。
　「ああ、この歯科医院では、小児歯科と予防歯科をやっているんだな」と、コピーだけで認知と記憶がしやすくなります。細々した情報を取捨選択し、わかりやすいコピーライティングで、医院の特長を発信することが、大切なポイントとなるのです（112ページ参照）。

法則15　C.I.を看板で発信するためのポイント2

（2）　診療コンセプトがひと目でわかる画像・イラストも効果的

　移動中の通行人に、一瞬で看板を認知させるには、コピーと一緒に関連する写真やイラストなどの画像をレイアウトすると、より認知度が上がります。

　1枚の画像には、100の言葉以上の情報が含まれています。ことに、適切なコピーライティングに添えられた画像は、通行人の感性を動かす力を持ちます。

　先ほどのコピーに、楽しいイラスト（画像）が添えられている様子をイメージしてみてください。

「お子様の歯を守る歯医者さん　〇〇歯科」

「鹿の歯医者さんが、子兎の歯を診療しているイラスト」

　コピーと鹿の歯医者さんと子兎の患者さんのイラストだけで、どんな歯科医院かが一目瞭然です。移動中の通行人の記憶に残すには十分な表現になるはずです。

　医院の特長やコンセプトを表す写真やイラストを、積極的に活用しましょう（53ページ参照）。

第2章　C.I.戦略で看板もイキイキする

〔図解5〕
〔写真と文字情報〕

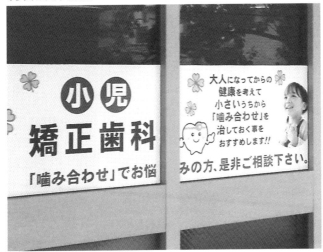

〔アイコンで表現〕

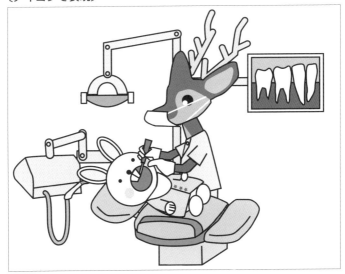

法則16　C.I.を看板で発信するためのポイント3

　(3)　看板の色と書体で医院コンセプトを表現

　通行人の心理と感性を動かすアイテムは、コピーとイラスト（画像）だけではありません。色と文字の書体も重要な働きを担います。

　色には、それぞれ意味があり、人の心を動かす動機となります。

≪前進色と後退色を知って看板に活用する≫

　色の種類によっては、実際の距離よりも近くに見える色（前進色）と、実際よりも遠くに見える色（後退色）があります。

　一般的に、暖色系の色が前進色で、寒色系の色が後退色と考えてください。

　暖色系とは「赤、オレンジ、ピンク」系統の色になります。ブラウン系でも色相の明るいものは暖色系に分類されます。

　寒色系は「青、緑、青緑」系統の色です。心理的に涼しさや寒さを感じさせる色でもあります。

　暖色系の色を看板に積極的に使うことで、通行人の目に飛び込んできやすい看板がつくれます。

≪ターゲットに合わせた文字の書体を使用する≫

　文字の書体も、人の心理に影響を与えるアイテムのひとつです。

　同じコピーでも、書体を変えると違うイメージになってしまいます〔図解6〕。

　前述の歯科医院のコピーを、たとえばゴシック体とポップ体で表し

第2章　C.I.戦略で看板もイキイキする

〔図解6〕書体見本

「明朝体」
　　　　お子様の歯を守る歯医者さん　○○歯科

「ゴシック体」
　　　　お子様の歯を守る歯医者さん　○○歯科

「角ゴシック体」
　　　　お子様の歯を守る歯医者さん　○○歯科

「丸ゴシック体」
　　　　お子様の歯を守る歯医者さん　○○歯科

「ゴシック体」
　　　　お子様の歯を守る歯医者さん　○○歯科

「ポップ体」
　　　　お子様の歯を守る歯医者さん　○○歯科

てみます。

　この歯科医院の場合、明らかにポップ体のほうがコピーのイメージを補完することがわかります。

　歯科医院のコンセプトや特長に合わせた書体を選ぶ重要性を理解してください（107ページ参照）。

法則17 歯科医院の存在を記憶に残す「色」の秘密

野立て看板には、大きくわけて3つの役割があります。

> ①歯科医院の存在を「通行人」に認知させること
> ②「通行人」を歯科医院まで誘導すること
> ③診療圏外の「通行人」「住人」に特定の医院を認知させ、診療圏を拡大すること

野立て看板の特長は、常に道路上に沿って設置されているところにあります。車や歩行者が、移動しながら見る媒体である、ということです。

そのため、そこで掲出された情報は、移動する「通行人」が数秒で認知できるものであることは、容易に想像できるでしょう。

しかし、本当に大事なことは、認知されることだけではなく、認知した看板を「通行人が記憶に残す」ことにあるのです。記憶に残るからこそ、いざというときに思い出し、患者さんになっていただけるのです。

言い換えれば、「**看板の掲出内容を通行人の記憶に残せば、新規の患者さんが増える**」のです。

そのための、通行人の記憶に残りやすい看板演出を、デザイン、とくに「色」の面からみていくことにしましょう。

≪色の与える心理≫

看板には、さまざまな色が使われています。多くの人は、なんとな

く看板に使われている色を見ますが、実は色というのは、人の心理と感性を動かす力があるものなのです。

　通行人の記憶に強い印象を残す看板は、例外なく、色づかいの工夫があります。

　逆にいえば、通行人に訴求する看板演出を考える際、使用する色は疎かにできないということです。

　心理学の分野に色彩心理学というものがあり、そこでは色が人間の心理と行動に与える影響を研究しています。

　この研究を踏まえて、私たちは「集患看板」で使用する色を検証してきました。

　その結果、看板で使用する色は、一般的な色彩心理学でいわれている色の意味に加えて、さらに一歩踏み込んだものである必要があることがわかりました。

　具体的には、看板の場合は、次の2つの観点から色を考える必要があります。

①通行人から見た「看板の視認性」での色の効果
②歯科医院の「C.I.(クリニック・アイデンティティ)」を連想させる色づかい

　次項以降で、さらに詳しく「看板の色」について見ていくことにします。

法則18 【事例】イラストと写真と色の組み合わせで「魅力確率」を高める

　看板にイラストと写真を積極的に活用することは、通行人に向けての自院の存在を主張する方法として、非常に有効な演出法です。

　宝田歯科医院さんの例を紹介しましょう。
　同医院は、小児歯科診療を積極的に行っている歯科医院です。そのため、道路際に設置した自立看板には、子どもの写真をコラージュし、医院建物の窓ガラスには、子どもが喜びそうなファンシー系のイラストを掲出しています。
　また、自立看板、窓ガラスシートの両方に、視認性のよいオレンジ色を使用して、通行人からの視認性を高めるための看板演出を行いました。

　色の演出と写真・イラストを積極活用したデザインで、宝田歯科医院は「小児歯科診療」をていねいに行ってくれる歯科医院という認知を、地域住人から得ることになりました。
　小児歯科の場合、患者さんはお子様ですが、実際のターゲット層は親御さんになります。
　そのため、親御さんが看板を見て、「この歯科医院なら自分の子どもを託せる」と思ってもらうことが大切になります。つまり、看板で医院の特長を掲出する際、一目見て「安心感」を感じられるようなデザイン演出が必要となるわけです。
　そのような意味で、イラストや写真を積極的に活用することは、安心感をつくり出す上で非常に効果的な手法でもあります。

第2章　C.I.戦略で看板もイキイキする

〔事例４〕

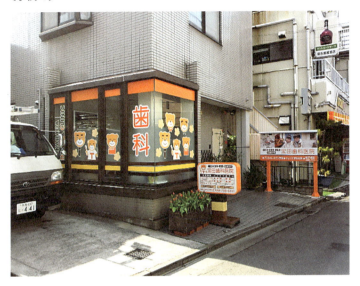

★イラストと写真で魅力確率を高める。

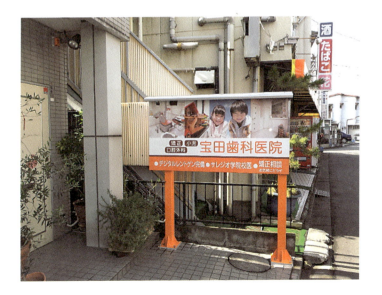

法則19 【事例】ひと目で小児歯科とわかるキャラクターの使い方

歯科医院の看板で大切なことは、その歯科医院が

> ①どのような診療を行うのか
> ②誰に対して看板を見てもらいたいのか
> ③来院してもらいたい患者さんは誰かを組み合わせる

ということを、ひと目でわかるようにすることです。

よねもと歯科さんは、小児歯科診療に力を入れています。
そのため、子どもさんを連れた親御さんが、看板を見て「小児歯科診療」をしてくれる医院だと、すぐわかる看板デザインを施したのです。

院長の似顔絵をファンシーキャラクター風に作成し、カラフルな色づかいで、子どもが喜ぶイラストを全面に出しました。
さらに、入口のガラス窓には、院長先生の後に続くさまざまな人物のキャラクターをイラストで掲出しています。
誰が見ても、
「よねもと歯科さんは小児歯科診療をやってくれる」
ということが明確にわかる看板演出です。

このように、医院の特長を説明なしで理解できるような演出は、新規の患者さんを増やすためにも必要なことです。

〔事例5〕

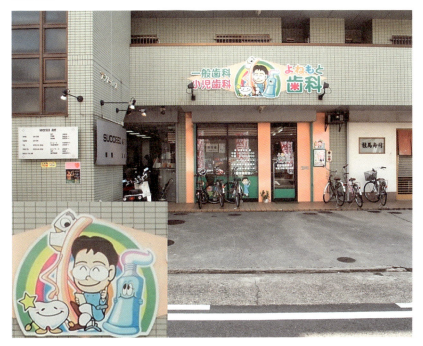

★キャラクターを活用することでターゲットにアピール。

　とくに、小児歯科診療のように、患者さんがお子様の場合は、医院に親近感を抱いてもらうことで、お子様の親御さんからの信頼感が得られます。また、キャラクターを積極的に活用することは、通行人への共感性を生み出します。
　ここで紹介した事例は「小児歯科」ですが、もちろんキャラクターは、あらゆるターゲット層に有効です。

法則20 【事例】視認性を高める色のマジック

　周辺にどれほど看板が立ち並んでいても、通行人の視野に飛び込んでくる看板が存在します。
　それは、派手なデザインや色づかいをしているのかというと、そんなことはありません。上品なデザインの看板でも、通行人の視線に自然と入ってくるものがあるのです。

　かわらもと歯科さんの看板もそのような種類の看板です。
　同医院は、オフィス街の中にあるビルの１階に立地しています。周囲は、オフィス街で働く人を目当てにした飲食店などが立ち並び、看板もそれに比例して多くなっています。
　改善前の看板は、周囲の景観に埋もれてしまい、通行人からの認知率が非常に悪い状態でした。カラーリングを工夫することで、通行人の視野に自然に飛び込む看板デザインを施すことにしました。
　〔事例６〕は、改善後の看板写真ですが、色のマジックが施されています。「袖看板」「医院全面のガラス面」に、暖色系であるオレンジ色を全面的に使用しました。同時に、印象的な家族写真と曲線を使い、人目を引くデザインにしました。
　ここで使用されているオレンジ色は「前進色」と呼ばれるもので、看板に使用することで、実際の距離よりも近く見える心理的な現象が起きる色です。そのため、通行人の目に飛び込んできやすくなります。また、曲線を使用することで、躍動感や存在感を醸し出す効果を出しています。色とデザインを工夫することによって、多くの通行人の目に飛び込んでくる看板になるのです。

第2章　C.I.戦略で看板もイキイキする

〔事例6〕

Before

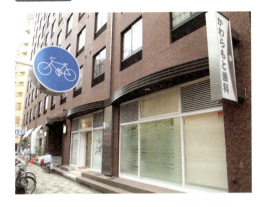

After

★暖色系のオレンジ、家族写真・曲線が効果的。

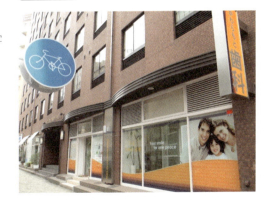

　とくに袖看板を前進色にすると、通行人からの視認性がよくなり、医院の存在を発見されやすくなります。

　通行人を患者さんにする場合、発見される数が多ければ多いほど、新規の患者さんは増えるという統計があります。そのような意味でも、袖看板のように通行人の視線に飛び込む看板には、前進色を使用することには大きなメリットがあります。

法則21 【事例】通行人の目に飛び込む看板演出で「発見される医院」に

　ビルの空中階に立地する歯科医院は、通行人から発見されにくいという弱点があります。
　通行人は、わざわざ歯科医院があるかどうか、そのビルの中まで探しにいくようなことはしません。歩きながら、あるいは車を運転しながら、目に飛び込んできた情報を頼りに、歯科医院の存在を記憶に残すものです。
　そうした意味では、ビルの空中階に診療所や医院を構える歯科医院は、通行人からいえば発見が困難な医院といえるでしょう。

　中島歯科医院さんの場合も、まさにそのような立地にある歯科医院でした。
　街中のビルの２階に歯科医院を構えています。何もしなければ、通行人から歯科医院を発見されることは難しい状態です。
　そこで、通行人の目に自然に飛び込む看板演出を施しました。

①ビルの敷地内に通行人の目線と平行になる角度で設置されている自立看板の色彩を「前進色」に変更
②外階段の手すりに歯科医院のロゴの入った階段ガードを設置
③ビル敷地内の奥の壁全面を使って、歯科医院名とデザインをコラージュ
④外壁２階部分に、大きく看板を設置し、間口を広く見せる

　以上の４つの演出により、通行人から「発見される医院」になっていきました。

第2章　C.I.戦略で看板もイキイキする

〔事例7〕

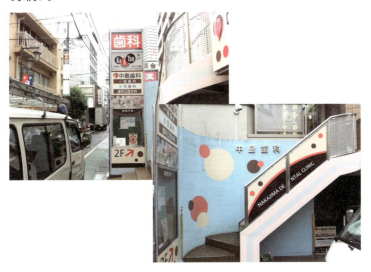

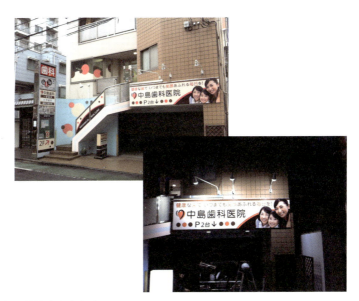

★4つの演出で発見確率を高める。

法則22　歯科医院のC.I.で考える色の心理1

（1）　色の性質を知り、効果的に使おう

色をC.I.で考えるとはどういうことでしょうか？

C.I.とは、その歯科医院の診療コンセプトや医院経営のコンセプトなど、そこでしか行われない特別なものを全面に出し、院長・スタッフ・患者さんとの間に共通の認識を持たせることです。

そして、そうやって構築されたC.I.を、通行人に向けて発信することで、通行人は医院に対するシンパシーを持ち、医院を記憶に残すことになります。

C.I.を看板で掲出することは、通行人を自院の患者さんに変えるためには、必要な施策となるわけです。

C.I.が明確でない歯科医院の看板は、通行人に魅力を感じさせることは難しいでしょう。

たとえば「歯科医院の名前」「歯科医院の診療時間」「場所」だけが大きく表示された看板があるとします。そのような看板では、その医院の特色が伝わりません。多くの歯科医院の看板がある中で、埋もれてしまいます。

看板の森の中で埋もれないためには、医院独自の情報や理念、経営コンセプト、診療ポリシーなどの、独自情報がしっかり表現されていなければなりません。

ここでしかないという情報を、通行人が目にすることで、通行人の記憶に残るものとなるのです。

さて、看板は通行人が移動中に目にする媒体です。ということは、詳細な情報を掲出しても、それを読んでもらえない可能性を考えておかなければなりません。

そこで、色の意味を使って、自院のコンセプトを連想させる演出を行います。

色には、それぞれ性格や性質があり、色を効果的に使えば、それだけで医院が伝えたいメッセージになるのです。診療コンセプトなどを意味する色を選び、それを看板で使うことで、通行人に対するメッセージとなります。

簡単に、色の持つ意味を説明しましょう。

(2)　赤系統の色が持つ意味

赤は活力や情熱、強い意志や高級感を感じさせる色です。

ただし、同じ赤でも色味の濃度によって性格が異なってきます。

- 深みのある赤は、高級感・落ち着きを意味する
- 軽い赤色は、カジュアル感・親近感をより多く見る人の心理に与える

このように、同じ赤でも、色の濃度（彩度）によって、人に与える意味が異なるので、注意が必要です。

また、赤系統の色は「前進色」と呼ばれています。目に飛び込んできやすい色、遠くにあっても実際の距離よりも近くに見える色、ということで、看板のベースとして使用すると、通行人に向けての訴求効果も高くなる色でもあります。

法則23 歯科医院のC.I.で考える色の心理2

(3) 青系統の色が持つ意味

青は、清らかさ・誠実を意味する色です。

日本人にとっては非常に好まれる色ですが、青を多用すると、威圧感・冷たさなどの拒否感を感じさせてしまうこともあります。

とくに深い色相の青には、この性格が顕著で、警察官や機動隊の制服が深い色相の青色なのも、犯罪者に対して威圧感を無言で与える意味を持たせているのです。

医療機関の多くでは、青系の色を好んで使用しています。それは、一般的な意味である「清らかさ」「爽やかさ」をイメージさせるためなのですが、青系の色は、組み合わせによっては「病」を連想させることもあるので、医療機関で使う場合には注意が必要です。

色に特別な意味を持たせるためには、組み合わせが大切なのです。

とくに歯科医院のような医療機関では、色の組み合わせで生まれる意味を考えずに、「好きな色だから」という医院経営者側の感性だけで使用する色を決定すると、後々の集患に響きます。

そのような意味において、歯科医院で青系の色を看板に使用するのは、色彩心理学を勉強した方による最適な色の組み合わせのデザイン以外は、おすすめできません。

(4) 暖色系の色が持つ意味

黄色・橙色は、きわめて視認性の高い色です。

いわゆる前進色の基本色だといってもいいでしょう。

そのため、看板の誘導表示に積極的に活用すると、通行人の目にと

まりやすく効果的です。

　注意すべき点としては、この色を多用すると、安っぽいイメージになりやすいというところです。ただし、ポイントとして使用するには最適です。

(5)　色の組み合わせで意味が変わる

　もちろん色は、単色で使うよりも、組み合わせて使ったほうが、より伝えたいメッセージを鮮明に表現できます。組み合わせ次第で、さまざまな意味が生まれてきます。

　ここでは、その一部の意味を紹介しておきましょう。

> ☆黄色と青の組み合わせは、調和とバランス、平和をイメージさせます。
> ☆黄色と黒は、強烈・注目を意味する組み合わせです。
> ☆青と赤を組み合わせると、高貴さ・上品さ・華麗さを、見る人の心理にイメージさせます。
> ☆青と黒は、都会的なイメージを持たせます。
> ☆緑とグレーは、クールさを感じさせます。
> ☆緑と白は、新鮮さ・爽やかさをイメージさせる組み合わせになります。

（日本カラーデザイン研究所『カラーリスト―色彩心理ハンドブック―』より）

　C.I.に合わせた配色で看板デザインを考えると、看板を見る人の心に、直感的に歯科医院のコンセプトを伝えることが可能になっていきます。次項では、そうした観点から、看板で使用する色を考えてみていきましょう。

法則24 看板の視認性で考える色の心理

(1) 前進色は通行人の目に入りやすい

看板は、移動中の通行人に向けた広告媒体です。

視認性を考える上で大事なことは、色には「前進色」と「後退色」があることを認識することです。

「前進色」とは、通行人の目に「飛び込んでくる色」のことです。実際の距離よりも近く見える特徴があります。

「後退色」は、前進色とは逆に、通行人の目から「離れていくように感じる色」をいいます。これは実際の距離よりも遠くに感じる特徴があります。

(2) 後退色は看板を認知しにくい

視認性を考えた場合、看板には前進色を使ったほうが、より通行人に対しての訴求効果があります。

どれほどデザインに凝っていても、後退色を全面に使用したデザインでは、通行人がしっかり看板を認知してくれない可能性が高まるので、要注意です。

(3) 看板は移動中の人に向けた発信

大事なことなので繰り返しますが、看板は移動中の通行人に向けて発信する媒体です。そのため、移動しながらの通行人が、ほんの数秒で看板の内容を認知し、理解し、記憶にとどめるような演出をする必要があります。

> ①**発見**／通行人が看板で医院の存在を発見する。
> ②**魅力**／看板を見て医院の魅力を感じられる。
> ③**IN誘導**／看板でスムーズに医院まで誘導される。

 この3つの段階を、わずか数秒（7秒以内）で完了させなければなりません。そのためには、看板の視認性は、とても重要になってきます。それだけに、視認性を高めるための色の演出の重要性が、理解できるのではないでしょうか。

 さて、そのような観点から看板に使用すべき色を考えると、前進色である彩度の高い色を、看板では使用したほうがいいことがわかります。ちなみに、前進色は、白や赤などの彩度の高い色が多く、後退色には、黒や灰色などの彩度の低い色が多いことがわかっています。
 とはいえ、色の演出には、看板が掲出される立地を考える必要があります。つまり、周囲の環境をよく見極めて、使用する色を決定しなくてはなりません。
 看板を設置する予定の場所の周囲に、前進色を多く使った看板がすでに存在しているなら、そこに同じような色合いの看板を出しても、景観に埋もれてしまい、通行人から発見されにくくなります。
 そのようなケースは、街中に看板を設置するとき、多く見受けられる問題点となります。この問題を解決するためには、逆に、色相の異なる色をあえて使用することで、景色に埋没しない看板になる可能性があります。
 看板の視認性は、色によるところが多いのは事実です。ただし、通行人の視認性を最大化するためには、周囲の景観に埋もれない色の演出が、より大切になってくるわけです。

第3章
「看板偏差値法」で効果がわかる！

法則25 看板偏差値法でわかった「通行人と地域住人に発見されやすい看板」1

　通行人が看板のどこを見て、どのように感じるかを数値化したものを、「看板偏差値」と呼びます。
　看板偏差値を使えば、通行人に訴求する看板とはどういうものかが、客観的な数字で出てきますので、看板の演出や見せ方を考える上で、最適な看板がつくれます。
　数多くの歯科医院の看板を、看板偏差値で数値化すると、通行人や地域住人が発見しやすい看板、魅力を感じやすい看板とはどういうものかがわかってきました。
　そこからわかった集患できる看板のポイントを、次に紹介していくことにしましょう。

（1）　移動中の通行人に看板の内容を認知させる時間：7秒間

　通行人は移動しています。
　当たり前のことですが、意外と看板をつくる際、このことを忘れがちになる医院経営者は多いのです。
　看板偏差値によると、通行人が看板を発見してから看板の内容を認知し、記憶に残すまでに要する時間は、7秒間であることが明らかになりました。
　これを逆算すると、野立て看板の場合なら、走行中の車が看板を発見して通り過ぎるまで7秒間かかるということは、距離としては80メートルから100メートル手前から、看板がしっかりと視認できる状態になければならない、ということになります。
　80メートルから100メートル手前で看板が発見できれば、通り過ぎ

るまでの7秒間で、しっかりと医院情報を認知させることが可能になるわけです。

歩行者の場合も同じです。

7秒前から看板が視認できる状態にあるとすると、距離は約14〜15メートル。そこから看板を発見できれば、十分に情報を認知させることができます。

(2) 通行人は看板の内容をパターン認識で理解する

看板の特性は、移動する通行人が移動中に見る媒体である、というところにあります。つまり、数秒で看板の内容を通行人に向けて発信・認知させなければ、集患装置としての役割が果たせない、ということです。

通行人が看板を見るとき、どの部分を見ているのでしょう?

看板偏差値でわかったのは、通行人は細かい情報に目を向けるのではなく、まず、全体を一気に認識するということでした。看板そのものを、ひとつの情報として認識しているのです。

パターン認識です。一瞬でパターンとして認識した後、細部に目を向けます。

しかし、通行人は移動しています。そのため、じっと目を凝らさなければわからないような細かい情報は、通行人は見ようとしません。そこで重要になってくるのが、一瞬でその看板が何を発信しているのかが認知できる表現方法です。

さまざまな事例からわかったのは、色と形の組み合わせによる情報発信は、認知効果が高い、ということでした。

看板には、文字情報だけでなく、積極的に色と形による演出を行うことがポイントなのです。

法則26 看板偏差値法でわかった「通行人と地域住人に発見されやすい看板」2

（3） 通行人は看板を発見したら記憶に残す

看板を発見した瞬間に、情報に魅力を感じた通行人は「医院情報を記憶に残す」ものです。

野立て看板で歯科医院の情報を発信するのは、その看板を見た通行人の記憶に残し、いざ歯科医院への通院が必要となったときに、思い出してもらうことを目的のひとつとしています。

そのためには、多くの通行人に看板を発見してもらわなければなりません。

発見してもらえてはじめて、「集患装置」としての看板の役割が果たせるわけです。

同時に、発見された瞬間に、看板に掲出されている医院情報に魅力を感じてもらえば、高い確率でその通行人は記憶に残します。

人の記憶は、あるものに対して印象が強いほど、残っていくことが脳研究でわかっています。その考え方を取り入れれば、看板を見た通行人が、看板の情報に対して魅力を感じてもらえるほど、強い印象になります。

（4） 通行人が望む情報を発信する

では、看板を発見した瞬間に、どうやって通行人に魅力を感じさせればいいのでしょうか？

看板を発見した瞬間に、通行人の心に魅力を感じさせるためには、

その通行人が望む情報を発信できていればいいのです。つまり、看板で発信するターゲットを明確にし、そのターゲットが望む情報をダイレクトに届けることで、それを見たターゲットの通行人は、その看板に魅力を感じ、記憶に残すのです。

　たとえば「小児歯科」「矯正歯科」「ホワイトニング」「インプラント」などといった情報は、確実にそれを必要とするターゲットの心にフックします。
　自院での診療コンセプトや診療方針、院内環境情報も、通行人に対するフックとなります。
　そのような、医院ならではの情報を積極的に発信することで、通行人の記憶に残る看板が生まれます。

　もうひとつフックとなる要素として、その歯科医院独自の情報があります。
　たとえば、

「むし歯予防のための無料相談」
「親子で正しい歯みがき講習開催中」

など、医院が患者さん向けに行う特別なイベント情報や、医院内の施設に関する情報などを積極的に看板に掲出することで、通行人の記憶に残りやすいものとなります。
　通行人や地域住人の記憶に残すことは、潜在的な患者さんをつくることにつながります。自院独自の情報を、もっと積極的に発信していきましょう。

法則27　看板偏差値法は客観的な効果測定法

　看板は、不特定多数の人びと（通行人）に向けて、特定の店舗・医院の存在を知らしめるための媒体です。看板に掲出してある情報のみならず、看板そのものの形状や大きさ、色などにより、いかにして人びとの注意を喚起し、対象物の存在を認知させるかというところに、看板という媒体の有効性が問われてきます。

　これまで看板は、経験の長い職人が、自身の経験にもとづいた勘により、看板製作に従事してきました。しかし、個々の職人の経験・能力により、看板という媒体の通行人に対する訴求効果に、大きな差があったことは否めません。

　そこで、私は、職人の勘による看板製作から、より科学的な視点に立った「集客装置」としての看板製作を志してきました。科学的な視点というのは、誰がやっても再現性のある手法のことを意味します。そのためには、純粋に客観的な看板の評価法が求められます。

　私は、純粋に客観的な看板評価法として、2つのものを考えました。「看板偏差値」と「ファジィ積分による看板の評価」です。どちらも、看板の属性を1つひとつ分解し、それぞれを数値化して評価測定を行う手法です。

　とくにファジィ積分による評価で明らかになったのは、「あらゆる属性の評価値が高いものよりも、特定の属性の評価値が突出しているほうが、人の心をとらえやすい傾向がある」ということです。

　一般的に複数の属性でその対象物の評価を決める場合、全体のバランスの高さが評価そのものの高さにつながります。たとえば「好ましい女性」の評価として、「美人」「スタイルの良さ」「優しい性格」「女子

第3章　「看板偏差値法」で効果がわかる！

〔図解7〕看板偏差値GSグラフ

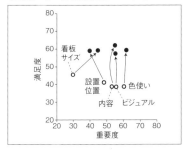

看板偏差値

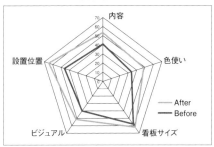

力の高さ」など複数の属性が一様に高いほうが、どれかが突出しているよりも「好ましい女性」の評価を受けやすいことがわかっています。

ところが看板の場合、「看板の形状」「大きさ」「色」「ビジュアル演出」「掲出内容」「設置場所」などの属性のすべてが高い値を出すものよりも、どれかひとつの属性が突出しているほうが、人の注意を喚起し、かつ、記憶に残りやすい看板という評価を得ることが、ファジィ積分による評価測定で明らかになりました。このような科学的視点に立脚した看板の評価測定法を使うことで、これまで職人の勘に頼っていた看板製作が大きく様変わりすることとなったのです。不特定多数の通行人に向けた「集客装置」「集患装置」としての看板製作への転換です。

新規の患者さんを自院に呼びこむためには、通行人の心理と感性を動かす、科学的な視点にもとづいた看板製作が求められます。

「看板偏差値法」「ファジィ積分評価測定法」のふたつの理論は、そのための強力な武器となっています。

≪参考≫査読論文『ファジィ積分による看板の評価：看板の属性値が示すファジィ測度の単調性　Evaluation of the Sign by Fuzzy Integral:Monotonicity of Fuzzy Measure Indicated by the Attribute Value of Sign』(共著者：小山雅明、髙橋由樹、椎塚久雄)
※図表（論文より抽出）
看板偏差値／https://www.jstage.jst.go.jp/article/jjske/12/1/12_193/_pdf
ファジィ積分／https://www.jstage.jst.go.jp/article/jjske/13/1/13_155/_pdf

法則28 看板には3つの視点がある

　看板には視点が必要です。なぜなら、通行人を患者さんに変える看板をつくるためには、この視点の問題はけっしておろそかにはできないポイントなのです。
　文章には、3つの主語（一人称、二人称、三人称）がありますが、看板の視点も文章と同じように主語があるのです。

　一人称は「医院の経営者・院長」の視点です。
　経営者・院長の想いや理念、医院診療への方針など、経営する歯科医院に対するこだわりや情熱を全面に出すとき、「一人称視点」による情報発信になります。
　医院経営を考えると、経営者の想いや理念は、とても大切なものです。その想いや理念から診療方針が生まれ、院内環境が整備され、患者さんへの接し方の方針が生まれてくるのですから、けっしておろそかにできるものではありません。
　ところが、それを全面的に看板に表現として出してしまうと、非常に理屈っぽく、ともすればひとりよがりな情報発信になってしまいかねません。
　一人称視点の看板は、院内経営には大事なことですが、看板としての発信にはあまり向かないものです。

　二人称は「医院スタッフ」「患者さん」の視点です。
　歯科医院の雰囲気をつくるのは、医院内で直接患者さんと接するスタッフや、その場にいる患者さんです。医院経営者の想いや理念、診

療方針、院内環境整備に対する考え方を、実際に実行するのはスタッフであり、院内の雰囲気や環境をつくるのは、そこにくる患者さんであるわけです。そのため、二人称視点による看板は、医院経営者の一人称視点による看板よりも、より客観性がつくられますが、同時に、一人称視点が薄れていきます。

三人称は「通行人」「地域住人」からの視点です。

　通行人というのは、医院の患者さんになる可能性のある「ノンカスタマー」のことです。本当なら、その歯科医院の患者さんになってもおかしくはないけれど、実際は未だに患者さんになっていない、潜在的な患者さんのことです。

　繰り返しますが、通行人や地域住人は、その医院の魅力や特長、診療方針や実際の院内環境を、外からしか判断できません。想像でしか判断できないのです。

　その想像の元になるのが、看板です。つまり、通行人や地域住人が知りたいと思っている情報を、ピンポイントで的確に発信する看板のことを、三人称視点の看板と呼ぶわけです。

　一人称の経営者・院長視点、二人称のスタッフ・患者さん視点ではない、あくまでもまだ医院を知らない通行人の視点による情報発信は、通行人を患者さんにするという観点からみると、確かに一番効果的な看板演出です。

　しかし、三人称視点での演出のみでよいかというとそうではなく、一人称には一人称ならではの、医院経営のコンセプトを発信できる利点があり、二人称では院内環境をスタッフ・患者さん目線で伝えられるメリットがあります。

　すなわち、3つの視点による演出は、それぞれを単独で活用するのではなく、3つの視点をトータルで考えることが大切なのです。

法則29　看板は7秒かけて通行人に認知・記憶される

　看板は合理的な集患演出をすることで、より多くの通行人に向けた訴求が可能になります。
　通行人に向けた合理的な看板演出を考えるとき、大事になるのが、通行人は何秒で看板を認知し、看板のどこに注目するか、という客観的な指標です。

　これまで、約4,500件にのぼるさまざまな集客・集患看板を、プロデュースし製作してきた経験から明らかにしたことがあります。それは、「通行人が看板を見てから7秒で入店に至る」といわれている理論を、私は豊富な事例を検証することで証明したのです。
　野立て看板は、道路脇に設置された大型看板です。走行中の車に向けて情報を発信しているのですが、車が時速40kmで走行している場合、看板を発見して通り過ぎるまでに、約80メートルから100メートルの距離を移動することになります。
　その間にかかる時間が、約7秒です。
　看板を発見して、その情報内容をしっかりと認知し、記憶に残すためには、どうしても7秒かかります。逆にいえば、80メートルから100メートル手前で、看板がドライバーに視認されるように設置しなければ、効果がないということになります。
　さて、7秒で通行人に看板を認知させるためには、合理的な看板演出が必要になります。
　なぜなら、通行人は移動しているわけで、看板をじっと凝視しながら車を運転しているわけではないからです。見た瞬間に印象に残り、

内容が理解できるものでなければなりません。

　そして、そのための演出は、科学的・論理的なものでなくてはなりません。同時に、客観的な検証が不可欠になります。

　客観的な検証は、人が看板を見たときの**「見え方」**や、その看板のどこに注意を引かれるのかという**「見るポイント」**、さらにその看板を見てどう感じるかという**「看板を見たときの感じ方」**を、主観を廃した客観的な数値で表さなくてはなりません。

　今まで看板の見え方を数値化した例はないため、私たちは一から研究し、その方法論を考えました。そうやって生まれたのが、「看板偏差値法」です。

　偏差値というと、多くの方の脳裏に思い浮かぶのが、受験だと思います。自分の現時点での実力が、数字となって明確に出てくるのは、ある人にとっては苦痛以外の何ものでもないでしょう。しかし、その数字から自分の弱点を客観的に知ることができ、そこに力を注いで実力をあげることができるという意味では、非常に有意義な評価測定法です。

　看板の場合も同じように、ひとつの看板に含まれている複数の属性（要素）を、客観的な数字として評価し、その数字を指標に、通行人が瞬時に理解できて魅力を感じ、同時に記憶に残る看板をつくることができます。

　多くの通行人や地域住人に歯科医院の魅力を伝える野立て看板のアプローチとしては、これ以上の評価測定法はないでしょう。

　幸いなことに、私の元にはこれまで実際に看板製作を手がけた約4,500件の事例があります。その事例1つひとつを、丹念に数値化して、判定の基準をつくりました。

法則30 屋外広告の費用対効果

　野立て看板は「屋外広告」のひとつです。屋外広告にはいくつか種類がありますが、それぞれ特長があります。ここで、簡単にその特長を見ていきます。
　歯科医院が出す屋外広告には、次の4つがあります。
　①駅構内に出す広告
　②バス広告
　③電柱広告
　④野立て看板

　①駅構内に出す広告は、たとえば、その地域に歯科医院が1軒しかない場合には、効果はあるでしょう。しかし、同一地域内に多数の歯科医院がある状況では、効果はあまりありません。
　こんな実例があります。
　半年契約で60万円かけて、駅構内広告を打った歯科医院がありました。ところが、半年間で、駅構内広告を見て来院した患者さんは、わずか2人しかいなかったのです。その歯科医院は、費用対効果の低さに驚いたそうです。

　②バス広告は、車内での音声案内や中吊り広告もありますが、屋外広告として考えたいのは車体に掲出する広告です。
　路線バスは、広告を取り付けたバスが、常に同じ路線を走るわけですから、認知度を考えるとそれなりの効果はありそうですが、実は、常に同じバスが同じ路線を走る情景は、街の風景の一部となっている

ため、多くの人が車体広告を、特別な認識もなく風景の一部にしてしまっている現状があります。

　バスの車体全体に広告をする「ラッピングバス」というのもあります。こちらは、特別なイベントや期間限定の告知としては、かなりの効果が期待できますが、費用が高くつくので、通常の広告とは比較できません。広告効果があるのは、バス停の音声案内です。「次は○○。□□歯科医院へはこちらのバス停で下車です」という車内での音声案内だけは、効果があります。

　③電柱広告は、目的を持っての道案内に適しています。ある特定の歯科医院に行く人のためへの、誘導の役割です。しかし、電柱広告はあくまでも道案内であって、通行人を医院の患者さんにするための広告とは考えません。

　④の野立て看板はどうでしょう。野立て看板は、移動中の不特定多数の通行人への訴求効果が大変大きい媒体です。
　こんな事例があります。
　ある歯科医院では、診療圏外の幹線道路に野立て看板を建てたところ、今まで訪れることのなかった地域から、3週間で4名の新規患者さんがやってきました。野立て看板の効果です。野立て看板は、費用対効果が抜群にいい媒体です。
　野立て看板は、エリアを自由に選べるという特長があります。
　そのため、医院の診療圏内に居住する住人に向けて、ダイレクトな訴求効果を生み出します。
　同時に、来院してもらいたい層に向けたピンポイントな情報発信も可能となります。

法則31　看板の賞味期限「ハード面での賞味期限」

　看板には賞味期限があります。
　一度製作し設置した看板の状態や、看板に掲出している情報の鮮度を、常に確認することは、集患の面からみても、安全性の面からみても、非常に大切なことです。
　そこで、ハード面とソフト面における、看板の賞味期限を見ていきましょう。

（1）　ハード面での看板の賞味期限

　看板は、通行人に向けた情報発信装置です。そのため、常に外気にさらされている状態にあります。
　つまり、気温・天候をはじめさまざまな環境面の影響をストレートに受けるのです。
　それが原因で、看板は時間の経過とともに、物理的に劣化・老朽化していきます。

　どれほど美しい看板であったとしても、必ず看板は劣化していくものです。
　パッと見でわからなくても、点検すると、ひび割れがあったり、腐食している箇所があったり、あるいは、支柱が欠損していたり、ネジやボルトが錆びてもろくなっていたり、場合によっては非常に危険な状態になっていることが意外と多いのです。

　もし、建物の壁面や屋上に設置されている看板が、基礎の劣化によっ

て落下したりすると、大きな事故につながりかねません。

　野立て看板にしても、看板の落下によって、歩行者を危険にさらす可能性があります。

　安全面を考えても、看板の安全管理には十分に注意を払う必要があります。

　こう考えると、看板のハード面における賞味期限とは、安全管理・安全点検が必要とされる期限だといえるでしょう。

（2）　看板にも安全管理が必要

　看板のことを法律用語で「屋外広告物」と呼びます。

　各自治体の条例で「屋外広告物」の申請・延長には、行政の許可が必要です。

　看板を設置して2年経過したものは、「屋外広告継続許可申請」を行政当局に提出し、許可を受ける必要があるのです。

　その際、看板の「基礎」「支持部」「取付部」「広告板・文字」「照明装置」など、看板各部における詳細な点検を行い、申請書には必ずその際に撮影した写真を添付しなければなりません（点検項目は、各自治体により異なります）。

　つまり、ハード面における賞味期限は、安全管理を意味するもので、目安として、行政の指導対象期間である2年が、その賞味期限だと考えてもいいでしょう。

　もちろん、安全面以外の、看板を目にする通行人の心理にとっても、賞味期限の切れた古ぼけた看板は、医院への信頼感を失わせかねないという意味で、大変重要なものとなります。

法則32 看板の賞味期限「ソフト面での賞味期限」

(1) ソフト面での看板の賞味期限

一方、看板に掲出する情報やデザインの鮮度、すなわちソフト面における賞味期限について考えてみましょう。

看板の特性は、歯科医院の情報を、限られたスペースの中で表現し、それを道路際や医院前、あるいはビルの壁面・屋上などに設置して、通行人に向けてダイレクトに発信するものです。

他のメディアとは異なり、通行人を直接医院に誘導できる確率は高まる反面、比較的大掛かりな構造物であるため、看板で掲出した情報内容の変更がしにくい、という側面もあります。

この点では、チラシ、ポスターよりも、機動性や柔軟性に欠けるのは確かです。しかし、機動性には欠けますが、通行人に対するダイレクトな誘導には、もっとも適した媒体であることは事実です。機動性・柔軟性よりも、ダイレクトな誘導が最大のメリットとなります。

(2) 情報が医院への信頼感を左右する

さまざまな歯科医院の看板を見ると、表示されている情報が古かったり、そもそも掲出してある内容が劣化して読み取れなかったりする看板を見かけます。

このように、情報そのものや看板自体が古くなっていると、その看板を出している医院に対する印象が下がります。

場合によっては、医院への信頼感を失うことさえあるので、おろそかにはできません。

食品には「鮮度」という概念があります。

鮮度の落ちた食品は、お客の興味を引かないし、売り物として魅力ある商品にはなりません。
　肉や魚や野菜などの生鮮食品は、ことに鮮度に気をつかいます。
　同じように、看板のソフト面（情報・デザイン・演出）においても、この鮮度という概念が当てはまります。
　古くなった情報、文字や写真の欠損、色あせた板面などは、通行人の興味を引かないという意味で、鮮度が落ちている状態にあると考えてもいいでしょう。
　このように、看板のソフト面で考えた場合の賞味期限は、通行人に対する訴求効果の持続する期間＝情報・デザイン・演出の鮮度だということができます。そして、その鮮度が保たれる期間は、おおよそ２年から３年と考えるべきです。
　看板の鮮度に関する勘違いのひとつとして、「歴史のある医院だから古い看板でも構わない。むしろ、古い看板のほうが歴史を感じられるのではないか？」というものがあります。しかしよく考えてもらいたいのが「歴史」と「古ぼけた看板」はリンクしない、ということです。
　「Since1980」という表記のある新しい看板と、昔ながらの古ぼけた看板のどちらに、通行人はその医院の歴史を感じて通院したいと思うでしょうか？　新しい看板には、通行人の心理に、「最先端診療」「院内環境へのきめ細かい取り組み」「新鮮さ」を与えます。一方古ぼけた看板には、「昔ながらの古い診療」「院内環境へのきめ細かさを感じられない」という印象を与えます。実際はどうあれ、通行人が医院を判断できるのは、看板からなのです。
　看板の鮮度に気を配ることは、結局は、通行人に対して、「患者さんへの対応」「院内環境情報」「診療コンセプト」などを伝えることを意味するものです。ハード面、ソフト面の両方で、看板の鮮度には気を配ってもらいたいと思います。

法則33 【事例】風格・品格を表現する看板

　看板は医院の顔です。
　歯科医院の診療コンセプトや、院内環境、スタッフの質、どのような患者さんを求めているか——こういった医院そのものの印象が、看板で決定されてしまいます。
　そのため、歯科医院の看板を考える際、重要になってくるのが、その医院の診療コンセプトや院内環境、さらに、どのような場所に医院が立地し、どのような患者層が訪れるのか、ということをしっかりと考えて看板演出をすることです。

　銀座ルミナス歯科さんの場合、銀座という都内でも有数の一等地に立地しているため、街の風格に合わせた看板演出を行っています。
　ビルの壁面に、高級感を演出できるチャネル文字を使用し、シンプルに医院名を掲出しました。これだけで、銀座の街に合わせた歯科医院の風格・品格を表現しています。

　看板は医院の存在を通行人に知らしめるための大切な媒体です。しかし、だからといってTPOを無視して、ただ単に目立てばいいのかというと、けっしてそんなことはありません。医院の特長や診療コンセプト、さらに立地する場所の雰囲気などを考えた看板演出が必要なのです。
　そうすることで、通行人、地域住人からの共感が得られます。周辺環境に合わせた看板演出をしながら、なおかつ医院の存在を際立たせることが、歯科医院の看板では求められます。

〔事例8〕

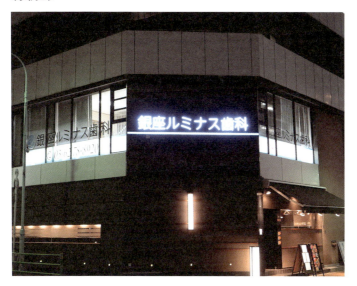

★高級感を演出するチャネル文字とサイン。

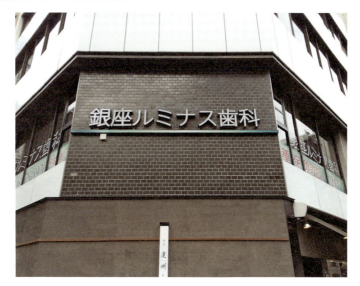

法則34 【事例】医院の強み・特長をシンプルに表現して通行人に訴求する野立て看板

　野立て看板は、移動中の通行人が目にする媒体です。何度も繰り返しますが、そのためには、通行人の視野に看板が入る時間を計算しながら、看板のデザイン表記を考える必要があります。
　ここでは、移動中の通行人に向けて、一瞬で医院（診療）の強み・特長を、ほんの数秒で認知させる野立て看板の事例を紹介します。

　たかしま歯科さんは、一般的な価格に比べてリーズナブルな価格設定によるインプラント診療に力を入れている歯科医院です。インプラント診療は、自費診療になるため、多くの患者さんは、インプラント１本あたりの価格に大きな関心を持つものです。
　同時に、医院の診療に対する「信頼感」「安心感」を求めます。はじめて来院する患者さんは、その医院が本当に信頼できるかどうか、さまざまな角度から検討しています。高額な自費診療となるインプラントの場合、より「信頼感」「安心感」の裏づけが必要とされます。
　それを看板でどのように表現すればいいのでしょうか？
　同医院で設置した野立て看板をご覧ください。医院での診療風景の写真を下地にし、その上に「インプラント」「たかしま歯科」「１本15万円」「追加料金なし」「10年間安心保証」というコピーを、目立つように配置しています。シンプルな表記の中に、「医院の特長と強み」「患者さんへの安心宣言」が盛り込まれています。
　わずか数秒でも看板を目にした通行人は「たかしま歯科はリーズナブルだけど、安心なインプラント診療を行ってくれる」という認知を持ちます。

第3章　「看板偏差値法」で効果がわかる！

〔事例9〕

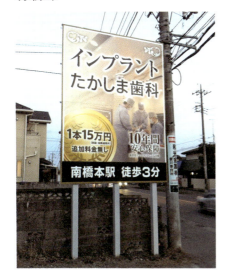

★医院の強みをシンプルな表現で。

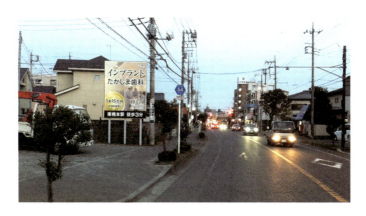

　野立て看板は、道路上に設置する媒体。そのため、何度もその区域を通行する通行人にとっては、繰り返し目にするものです。それだからこそ、シンプルな表現で、医院の強みや特長を伝えることは、通行人の心理に親和性をつくるためにも重要なポイントとなります。

法則35　【事例】住宅街に立地した歯科医院に有効な看板演出

　住宅街に立地した歯科医院の場合、周辺に居住する住人にしか医院の存在を発見されない場合が往々にしてあります。それは、多くの場合、住宅の密集する地域は、幹線道路から奥まった場所にあるためです。そのため、集患には幹線道路上に設置する野立て看板の役割が、非常に大きくなっていきます。

　小川歯科さんは、町田市の住宅街の中に立地した歯科医院です。院長先生は、地元の歯科医師会でも活躍しており、昔から評判のよい実績十分な歯科医院です。これまで、患者さんの多くは口コミで来院していました。しかし近年、人間関係が希薄になり、口コミそのものが減少しています。そこで同医院では、野立て看板を口コミを増幅させる装置として活用することにしました。

　小川歯科さんは、細い生活道路の奥まった場所に立地しています。交通量の多い幹線道路からは医院の存在を確認することができません。以前は、口コミによる来院者が多かったため、特別な誘導看板を設置しなくても用は足りていました。

　しかし今回は、誘導のための野立て看板を設置することで口コミを誘発する目的があります。そのため、設置場所にもこだわりました。

　設置した場所は、幹線道路から医院へと至る生活道路の交差点にある、ビルの壁面です。通行車両の視線の正面に向けて、同医院へのルートと医院情報をわかりやすく掲出しました。

　看板に掲出した情報は、以下のものです。
①医院の診療科目と院内にある設備情報

第3章　「看板偏差値法」で効果がわかる！

〔事例10〕

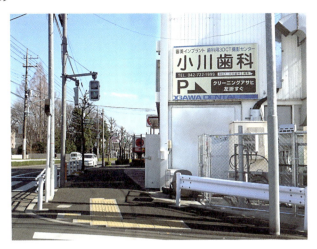

②医院名
③電話番号とインターネット検索情報
④誘導矢印
⑤医院の場所の近くにある建物案内

　写真をご覧いただければわかるとおり、この5つの情報がひと目でわかるデザインになっています。幹線道路を走る車から、瞬時に医院情報と位置情報が認知できる看板演出をすることで、それまで医院の存在に気づかなかった人に向けて、医院を発見してもらえるのです。
　同時に、夜間でも通行量が多いため、看板を内照式にし、夜間でも目立つようにしました。
　住宅街に立地した医院への発見と誘導は、野立て看板を利用することで、確実に行うことができます。また、小川歯科さんの事例のように、野立て看板を口コミの誘発に使うケースも、今後増えていくでしょう。そのための最適なケーススタディとして、小川歯科さんの事例は、参考になると思います。

法則36 【事例】確実に医院を認知させる「ファーストビュー・インプレッション」演出

　通行人は移動しています。移動しながら医院の看板を目にします。つまり、移動しながらでも、瞬時に医院の存在を認知できるような看板演出を施せば、確実に「発見確率」は向上するわけです。

　永井歯科医院さんのケースを紹介しましょう。
　シルバーを基調とした半円錐形のデザインのクリニックビルの１階に、永井歯科医院さんはあります。
　ビルの形状が周囲のものとは異なっているため、ビルそのものの発見確率は高いのですが、そこがクリニックビルであること、そして１階に立地する歯科医院の存在に対する認知度は、残念ながらそれほど高いものではありませんでした。
　移動する通行人の目には、「変わった形状のビル」という認知のされ方はあるのですが、「ここに歯科医院が入居している」という認知のされ方がないのです。

　そこで、ビルの外観を印象的に彩っている半円錐形の壁面に、大きく「歯」のイメージイラストを掲出することにしました。写真をご覧いただくとわかるとおり、視認性のよい黄色（前進色）を使っているため、遠くからでもしっかり見えます。
　同時に、たったひとつの歯のマークだけで、ここに歯科医院が入居していることをアピールできるようになりました。
　移動中の通行人が、一瞬見ただけで認知できる演出には、イラストや写真を効果的に活用するのが一番なのです。

第3章 「看板偏差値法」で効果がわかる！

〔事例11〕

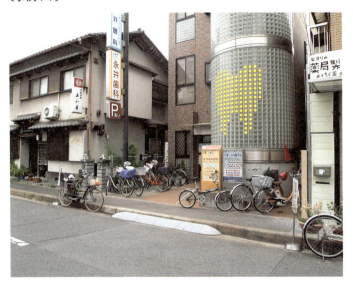

★歯のイメージイラストと視認性のよい黄色で認知度アップ。

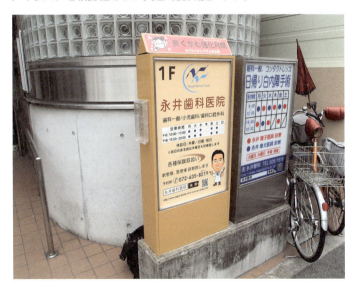

法則37 鮮度の落ちた看板が通行人の心理に与える印象

(1) 看板は劣化現象が避けられない

看板そのものが、通行人に与える心理について考えてみましょう。

看板を設置して年月が経過すると、さまざまな気象条件や外的要因による劣化現象が起きます。

文字がかすれたり、板面が見た目でわかるほど傷んだり、錆が浮いていたり、板面の一部が欠けたりと、老朽化していきます。

また、ソフト面では、情報内容が古くなったり、情報が読み取れない状態になったりします。

ソフト面における鮮度の劣化、ハード面における賞味期限切れの状態のまま看板を放置しておくと、通行人や地域住人の目には「流行っていない医院」とか「通院するのに不安を感じる医院」と見られかねません。

通行人は、医院の外観や看板からしか、その歯科医院の良し悪しを判断できません。

もし、一見して老朽化している看板を掲げている医院があったとすると、通行人の心理として、

「この歯医者さんは、本当にしっかりとした診療をしてくれるのだろうか？」

「看板のメンテナンスをちゃんとやってない医院は信用できるのだろうか？」

「患者さんがくる医院なのか？」

「とても活気があるとは思えない」

「時代遅れの古ぼけた歯医者さん」……という、ネガティブな目線で、その医院を眺めてしまうことになります。

実際は、どれほど素晴らしい診療方針を持っていたり、院内環境が整っている歯科医院であっても、通行人の心理にネガティブな目線を与えてしまえば、その通行人はけっして医院の患者さんとなることはないでしょう。

(2)　古ぼけた看板は医院の信用をそこなう

人間の心理として、同規模の歯科医院が同一地区内にあった場合、「盛況感を感じられる医院」や「診療方針がしっかりしているように見える医院」を選ぶ確率がきわめて高くなります。

ふたつの医院の看板が並んでいたとして、一方は新しい印象的なデザインで、最新の情報をフューチャーしている看板であり、もう一方は、何年も前から建っていて、古ぼけた印象を与える看板だとすれば、間違いなく通行人は、新しい印象的なデザインの看板に興味を引かれます。

そして、興味を引く看板は、通行人の記憶に残りやすいものです。記憶に残れば、患者さんになる可能性が高まる、という意味です。

古びた看板がいかに患者さんを逃しているか、理解できるのではないでしょうか。

また、古びた看板、汚れた看板、情報の古い看板は、それを見る人の心理に、「この歯科医院で診療してもらっても大丈夫なのか？」という根拠のない不安感を与えてしまいます。

人は、見栄えの良さ、情報の新しさに対して、より親近感を抱くもの。看板の鮮度に注意を払うのは、新規の患者さんを増やすためにも、必須の条件であるといえます。

第4章
通行人の記憶に残る看板を！

法則38 通行人の記憶に残すための看板演出1

　野立て看板は、戦略的に活用することで、診療圏の拡大はもちろん、多くの人に自院を認知してもらえる強力な媒体になります。
　ところが、多くの野立て看板は、目的意識も薄く、ただ設置してある状態のものが、非常に多いのも事実です。
　通行人に向けた「演出」がないのです。
　演出のない野立て看板は、単なる街の風景でしかありません。
　移動する通行人が、一瞬で目を止め、一瞬で認知し、記憶に残してくれるためには、通行人の心理と感性を、科学した合理的な演出が求められます。次に、そのセオリーを紹介しましょう。

（1）　情報はビジュアル化してパターン認識させる

　人間の脳は、文字情報だけの看板より、写真・イラストと組み合わせたビジュアル化されたデザインの看板に目がいくものです。
　同時に、そのようにビジュアル化された情報のほうが、記憶に残りやすくなります。
　脳科学の最新研究でわかった人間の脳の特性として、人はあるものを視野に入れたとき、その全体を一気に認識するために、パターン認識で情報を受け取る傾向がある、というものがあります。

　これを看板に当てはめると、人がパターン認識しやすい情報掲出＝デザインが求められる、ということです。
　パターン認識しやすい情報とは、目に止まるビジュアルによる情報発信です。

第4章　通行人の記憶に残る看板を！

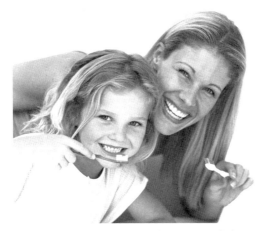

子どもと一緒にニコッと笑っているビジュアルで
患者さんのなりたい姿をイメージさせる。

(2)　医院の診療コンセプト、院内環境、医院の特長を発信する

　通行人が看板を見てその看板に魅力を感じているとき、通行人はどのような情報を見ているのでしょうか。

　一般的にいって、通行人が看板を見て興味や魅力を感じる場合、看板に掲出された「診療コンセプト」「院内環境」「診療実績」などの、その医院独自の情報に注意を向けています。とくに「この歯科医院で診療を受けると、自分がどのような状態になっているだろうか？」という未来イメージを描ける情報に対しては、非常に興味と共感を示すことが、看板偏差値などを使った調査によって明らかになっています。

　すなわち、看板で掲出すべき情報は、単なる情報の羅列よりも、見る人の五感に響く表現方法を使ったものが、より通行人の注意を喚起するわけです。

　「この医院なら間違いないだろう」「この歯科医院なら安心できそうだ」という心理を呼び起こす看板演出で、医院のさまざまな情報を発信することが大切です。

法則39 通行人の記憶に残すための看板演出2

(3) 「どこにその歯科医院はあるのか？」位置情報を明確に

野立て看板を設置したにもかかわらず、なかなか集患数が伸びない原因のひとつとしては、歯科医院の位置情報が明確に示されていないか、あるいは目立たないところに描かれている、ということが考えられます。

通行人が看板で表記された内容に興味・関心を持ち、医院へのシンパシーを感じたとしても、そこが現在地からどの程度離れていて、どこにあるのか、という位置情報がわからなければ、せっかく認知してもらっても、医院まで辿りつけません。

せっかく新しい患者さんを発掘できたのに、来院まで結びつかなければ、大きなチャンスロスになってしまいます。

野立て看板は、車に向けて発信する広告媒体です。

つまり、現在地から医院まで多少の距離があっても、車で移動できるわけです。

そのためにも、しっかりとした位置情報と誘導情報を掲出しておかなくてはなりません（99ページ参照）。

(4) 通行人の目を引き、記憶に残すコピーをつくる

看板デザインを考えるとき、色と同じぐらい大切な要素があります。それは、コピーライティングです。

歯科医院の特長やコンセプト、診療方針・院内環境を、短く印象的

な言葉にして看板で発信することは、移動中の通行人に向けた発信方法として、けっしておろそかにできないポイントです。

　そのポイントをひと言で表すなら、「一瞬で医院の強みを表現する」ことになります。

　では「医院の強み」とはなんでしょう？
　それは、「医院の魅力」とも言い換えられます。
　街を歩いていると、魅力ある医院とそうでない医院があります。ある人にとっては興味を引く医院であっても、別の人にとっては何も魅力を感じられない場合もあります。これは、人によって歯科医院に求めているものが違うからです。
　そう考えてみると、自院の魅力、自院の強みというものがわかってくるはずです。すなわち、自院がどのような患者さんに来院してもらいたいのかという、ターゲティングを明確にすることで、自然に導き出せます。
　たとえば、ホワイトニングやインプラントなどの自費診療の患者さんに来院してほしいと思っている医院が、「子供の健康を守る」などといったコピーを打ち出しても、ターゲットとする患者さんからすれば魅力を感じることはありません。ターゲットとする患者さんが求める情報を、的確な表現でコピーにすることで、「医院の強み」を打ち出すことが可能となるのです。

　あと大切なのが、歯科医院で打ち出すコピーでは、医療法に抵触しない表現が必要とされます。そのため、歯科医院の広告・宣伝に十分な経験のある専門家・専門業者に依頼してコピーをつくることが必要となります。

法則40 【事例】患者さんを選ぶ看板演出で自費診療率が大幅アップ

　インプラントや予防歯科に力を入れている歯科医院の場合、看板を使って医院のイメージを作り上げることも大切です。
　同じ歯科診療でも、保険適用の歯科診療と、自費診療であるインプラント、予防歯科などとでは、訪れる患者さんも変わってきます。

　通行人（潜在的な患者さん）は、医院の外観から医院のイメージを作り上げるものです。そのため、自費診療に力を入れる歯科医院の場合、外観だけで、それがはっきりとイメージできるような看板・サイン演出は必須のものとなっていきます。
　ターゲットとする患者さんを的確に自院に呼び込むための、マーケティング戦略という意味もあります。

　つじむら歯科医院さんの場合、予防歯科をメインとした診療を行う医院です。予防歯科診療には、高度な専門性と技術が必要とされるため、専門医は多くありません。同時に、保険適用内で行う歯科診療をほとんど行っていないため、看板を使ってその両方を通行人に向けてアピールする演出を行いました。
　医院の敷地内に２つの自立看板を設置します。通常の看板とは異なり、ステンレス製の素材でつくった看板は、高級感を第一にデザインしました。シンプルに医院名とロゴマークだけを掲出することで、「専門医」「自費診療」を見る人の心理にイメージさせています。
　実際、この看板を設置することで、保険適用内で行う通常の歯科診療を求める患者さんは、ほとんど来院されなくなりました。同時に、

第4章　通行人の記憶に残る看板を！

〔事例12〕

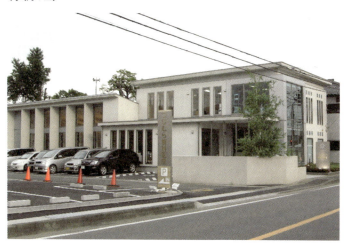

★高級感で自費診療の医院を強調。

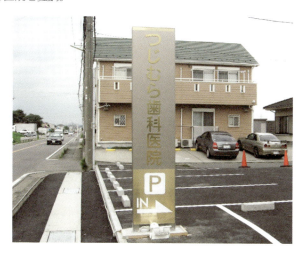

自費診療による予防歯科を求める患者さんの数が激増する結果となっています。患者さんを選ぶ看板演出は、医院にしっかりとした特長がある場合、非常に有効な手法となります。

法則41 【事例】「野立て看板で誘導」道路上に設置した野立て看板で事前告知

　野立て看板の役割のひとつとして、「医院の場所」まで車に乗った通行人（患者）を誘導するというものがあります。
　とくに、幹線道路からはずれた場所に立地している歯科医院は「誘導」のための野立て看板が必須の告知媒体だ、といえるでしょう。

　あらい歯科クリニックさんは、幹線道路上に場所と距離情報をわかりやすくデザインした野立て看板を設置しました。同時に、医院建物全体を、遠くからでも歯科医院だと認知できるように、看板を上手に活用して発見確率を高めるようにしたのです。

　野立て看板でクリニックの情報を得た通行人は、クリニックの近くまできて、建物全体に看板演出を施された歯科医院を迷いなく発見できます。
　このように、野立て看板と医院前看板を連携させることで、より効果的な通行人に向けてのアピールが可能になります。
　野立て看板は、医院までの誘導に、非常に適した媒体となります。もちろんそのためには、通行人の視認性を考えなくてはなりません。具体的には、7秒以内で医院の位置情報を正確に伝える表現が重要になります。
　幹線道路を走っていると、詳細な地図を掲出した野立て看板をときどき見かけます。しかし、車で通行する人の目では、地図を詳しく確認することは不可能です。そこで、シンプルな位置表示によるデザイン演出が重要になるのです。

第4章 通行人の記憶に残る看板を！

〔事例13〕

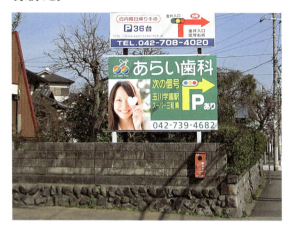

★野立て看板が効果的な位置情報。

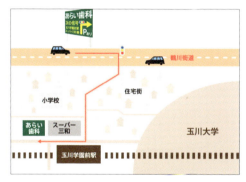

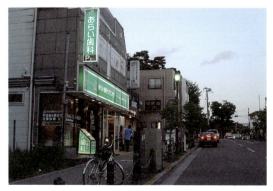

法則42 【事例】複合ビルの看板演出ポイント

　複合ビルに入居している歯科医院も数多くあります。複合ビル内に入居するテナントの宣伝告知は、ビルのオーナーさんの意向により、大きく変わってくることが一般的です。
　全体のテナントを一括表示した看板を設置するビルもあれば、それぞれの看板設置に自由度を与えているビルもあります。

　ノア歯科さんの入居しているビルの場合、テナントがそれぞれ看板を設置して宣伝告知できるようになっています。そのようなビルの場合、壁面やガラス面も自由に使用できることが多く、サイン計画も立てやすくなります。
　ノア歯科さんのサイン・看板改善プランは次のとおりです。
　①入居しているビル２階部分の居住スペース部分全体を巨大な看板に見立てる
　②交差点の向かい側からも視認できるように「前進色」を基調とした色を使用する
　③印象的なマークで通行人の認知度を高める
　④歩行者用にビル入口にスタンド看板を設置する
　以上のプランにより、「発見確率」「魅力確率」「IN誘導確率」を同時に高める看板演出が可能となりました。周囲の環境に埋もれない看板改善となったのです。
　複数の店舗や医院が入居している複合ビルでは、入口での看板演出が集患に直接的に響いてきます。周囲の看板や環境に埋もれないデザインが、とくに必要とされるのです。

第4章　通行人の記憶に残る看板を！

〔事例14〕

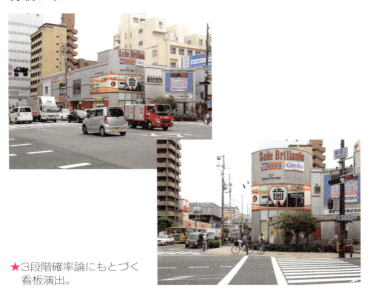

★3段階確率論にもとづく
　看板演出。

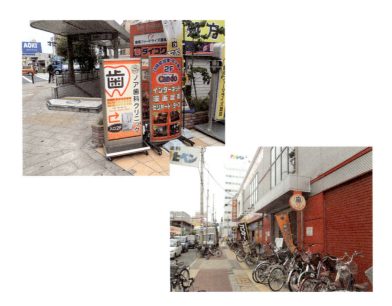

法則43 【事例】角地を生かしたマルチビューによる看板演出

　歯科医院の立地によって、設置する看板の種類や数を変えます。
　たとえば、おいかわ歯科医院さんのように、角地に医院が立地している場合には、通行人は複数の方向から建物を目に留めることになります。

　通常よく見受けられるように、道路上に平行に立地した歯科医院の場合、道路を行く通行人の目線は、建物と平行に移動します。
　ところが、おいかわ歯科医院さんのように、角地に立地した場合、通行人は3方向を行き来します。つまり、どの方向をすすむ通行人にも、しっかりと医院の存在を認知させるための演出が必要になるわけです。

　そこで、おいかわ歯科医院さんでは、
　①建物の壁面へのチャンネル文字
　②自立看板
　③壁面に袖看板を設置
　という、3種類の看板演出を行いました。これにより、どの方向を移動する通行人にも、等しく医院の存在を認知してもらえるようになったのです。

　看板の役割は、通行人に医院の存在をしっかり認知してもらうことからすべてははじまります。そのような意味で、この事例は、よいケーススタディになるのではないでしょうか。

第4章　通行人の記憶に残る看板を！

〔事例15〕

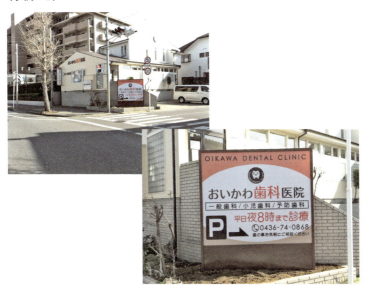

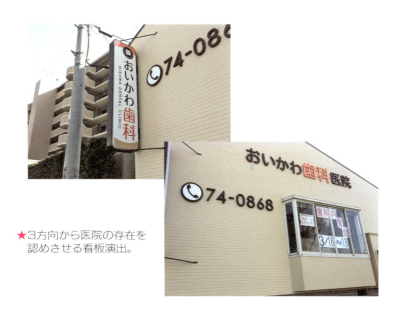

★3方向から医院の存在を
　認めさせる看板演出。

法則44 【事例】セットバックした立地：発見確率アップに効果的な自立看板

　なかい歯科クリニックさんは、広い駐車場の奥に医院本館が立地しています。
　道路上からは、駐車場の存在は確認できますが、奥にある建物が歯科医院であることに気づかれていませんでした。つまり、通行人からの発見確率がきわめて低く、認知度向上のためには、奥にある医院の存在に気づいてもらえるようにする必要がありました。

　まず、道路に面した駐車場の外周に、子どもの笑顔とそれを見守る母親の写真をメインにした看板を設置しました。通行人からすれば、コラージュされた写真を見た瞬間、「家族の健康」「家族の幸せ」というイメージが沸き起こります。
　そして、その写真とともに載せられた、なかい歯科クリニックさんからのメッセージ。
　写真とコピーの相互作用で、同クリニックの目指す診療コンセプトが直感的に理解できるようになっています。さらに、駐車場の入り口には、「なかい歯科クリニック」の意匠をあしらった自立看板を設置しました。
　駐車場の奥にある建物が歯科医院であることを、通行人に向けて発信する役割を担っています。

　この2つの自立看板で、通行人に向けての発見確率は向上することになりました。セットバックした立地にある医院には、このような自立看板の設置は有効的です。

第4章　通行人の記憶に残る看板を！

〔事例16〕

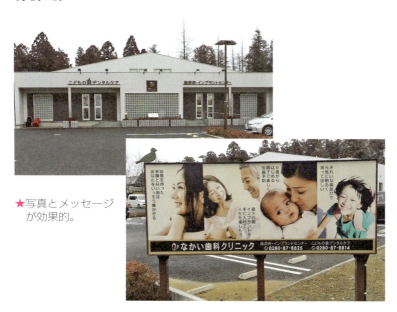

★写真とメッセージが効果的。

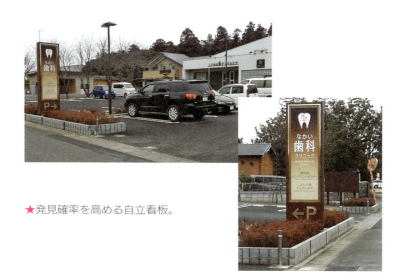

★発見確率を高める自立看板。

法則45 【事例】看板の書体で来院への敷居を低くする演出

看板演出で重要なことは、
①医院情報をコンパクトに表現するコピー
②通行人の心理と感性に訴えかける写真とイラスト
③自然に視野に飛び込んでくる色の演出
④看板全体の形状
⑤看板の設置場所と角度
などがあります。

さらに、もうひとつ忘れてはならない重要な要素があります。それは「文字の書体」です。

書体ひとつで医院のイメージが変わります。歯科医院の診療コンセプトや方針に合った書体を選ぶことは、通行人に向けての訴求として大切になってきます。なぜなら、通行人は、看板のイメージで医院の性格を想像してしまうのですから。

ピースフル歯科クリニックさんの場合、「親切」「ていねい」「気軽」な診療をコンセプトとしています。

そこで、このような医院コンセプトを、看板全体を目にしたときにイメージできるよう、「手書き文字風の書体」を使って、看板の表記をつくりました。

そのため、カジュアルさを感じさせる看板になっています。この看板を見た患者さんは、ピースフル歯科クリニックという歯科医院に、気安さや通いやすさをイメージすることになります。

第4章　通行人の記憶に残る看板を！

〔事例17〕

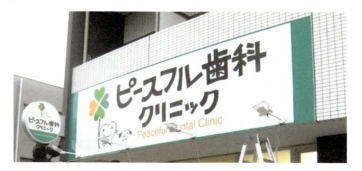

★感性に訴えかける書体・イラスト・色づかいでカジュアルさを。

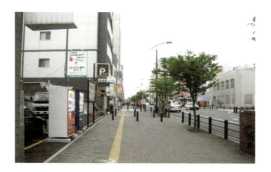

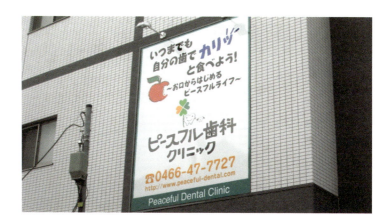

法則46 【事例】24時間「医院の存在」をアピールする看板演出

　集患看板の視点で看板を考えると、「看板は24時間働く営業マン」という見方ができます。一度設置した看板は、ある一定期間（2年から3年）の間、通行人に向けて医院の情報を発信し続ける媒体となります。
　とくに、野立て看板、自立看板、歯科医院に設置したファサードなどは、常に露出されているわけですから、そこを上手に活用することで、歯科医院の情報を発信し続け、24時間働く「営業マン」になってくれます。
　もちろんそのためには、医院の特長や診療コンセプトなどを、端的な表現で掲出する必要があります。

　小泉歯科医院さんでは、敷地内に設置した自立看板を改善する際、医院の診療コンセプトをシンプルに表現することにしました。
　「歯の健康を守るための歯科医院」というコンセプトにもとづき、「噛めカメ」のコピーとともに、「噛め」にひっかけた「カメ」のイラストを大きく載せたのです。
　同時に、医院の診療が終了した後に閉じるシャッターにも、同じデザインとコピーを大きく掲出しました。
　こうすることによって、診療時間外の夜間や休日でも、「小泉歯科医院」のコンセプトや特長が、常に外に向けて発信できる状態になりました。
　文字どおり、「看板は24時間働く営業マン」となったのです。

〔事例18〕

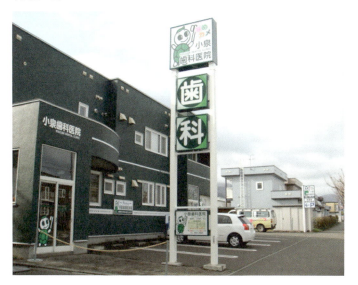

★医院のコンセプトをシンプルに、楽しく表現。

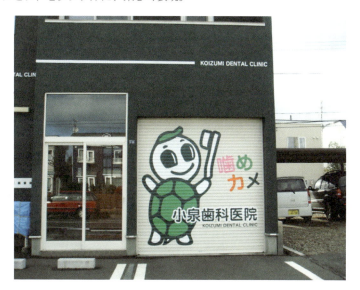

法則47 【事例】形状にこだわった小児歯科専門医院の看板

　看板は四角形。

　おそらく多くの方は、看板にそのようなイメージを持っていると思います。確かに通常の看板の形状は四角形で、まれにその一部が変形したものもありますが、形状のスタンダードは、四角形といってもいいでしょう。

　ニコ小児科医院では、そのようなスタンダードな形状の看板とはかけ離れた形の看板をつくりました。

　写真をご覧いただくとわかるとおり、敷地内の自立看板に、「リス」の姿を模した形のものを設置したのです。

　看板にキャラクターを掲出することで、親近感を抱きやすくなりますが、看板の形状をキャラクターそのものにしてしまうことで、誰が見ても、この歯科医院は「小児歯科」をやっていることがわかるようになっています。

　同時に、敷地の反対側にも看板を設置しましたが、こちらは「歯」を模した形状の看板です。

　看板は四角形という固定観念を取り除けば、歯科医院の診療コンセプトや診療メニューに沿った形状のものができます。通行人からすれば、ひと目見ただけで、そこがどのような歯科医院なのかがわかり、認知度の向上につながります。

第4章　通行人の記憶に残る看板を！

〔事例19〕

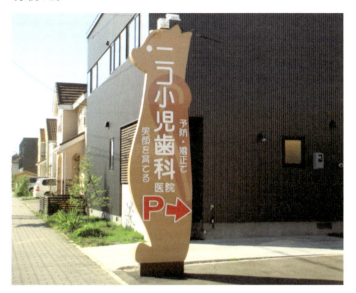

★小児歯科らしいキャラクターの看板。

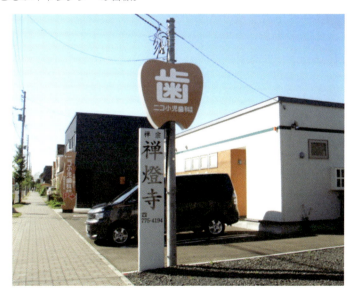

法則48 通行人の記憶に残るコピーのつくり方

　では、どのようなコピーをつくれば、通行人の目を引き、さらに記憶に残してもらえるのでしょうか？
　一般的には、コピーには次の３つの原則があります。

（１）　見る人の五感を刺激する文章をつくる
　人間には「視覚」「聴覚」「味覚」「触覚」「嗅覚」の五感が備わっています。
　人間の脳は、つねにこの五感を再現しようとしています。そこで、五感のどれかを刺激するような文章をつくることで、見る人の脳が無意識に働き、記憶に残りやすくなるのです。

（２）　見る人の想像力をかき立てる文章をつくる
　人間があるものに興味や関心を抱く場合、ほとんどが想像力を使って情報を補足しています。
　たとえば、「美しい歯は、あなたの健康を守ります」というコピーがあるとします。
　このコピーを見た人は「美しい歯と健康にどんな関係があるのだろう？」という疑問を抱くはずです。この疑問を自分なりに解決しようと、さまざまな想像を働かせることになります。
　一度働かせた想像は、それだけで記憶に残る確率が高まるのです。

（３）　やさしい言葉と表現を使う
　誰もが、コピーを見た瞬間に、すんなりと頭に入って意味が具体的

第4章　通行人の記憶に残る看板を！

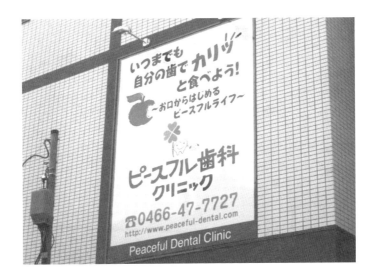

にわかる言葉と表現を使いましょう。たとえば、次の2種類のコピーをご覧ください。

> A．当医院は、歯科診療を通して地域住人のヘルスケアの重要性を喚起し、ホリスティック医療にもとづく予防歯科診療を推進していきます。
>
> B．○○歯科（具体的な医院名）では、歯の健康を守るための予防に力を入れています。歯が悪くなれば、他の病気にもかかりやすくなるといわれています。からだの健康は、歯を守るところからはじめましょう！

　どちらも同じことをいっているのですが、誰が見てもすぐに理解できるのは、Bのコピーです。難しい言葉や、言い回しを避けて、誰でもすぐに理解できる文章をつくることは、とても大切なことです。

法則49 野立て看板のすごい効果

　野立て看板は、戦略的に活用することで、集患効果が著しく向上する媒体です。
　その効果は、主に次の2点に集約されます。

（1）　メモリーインプット効果で通行人の記憶に残す
　野立て看板は道路際に設置されています。
　そのため、その道路を日常的に使用している人によっては、繰り返し同じ情報を受け取ることになり、自然に記憶に残る効果が得られます。

（2）　診療圏の拡大が可能になる
　医院経営の際、診療圏をあらかじめ想定しているはずですが、野立て看板を複数基設置することで、診療圏そのものの拡大が可能となります。

　本、CD、ハードウェア機器、衣類など、リサイクル商品をトータルに扱っている「ブックオフ」では、野立て看板を戦略的に活用することで、地元での認知度と、商圏を拡大し、集客数を劇的に向上させました。
　まず、商圏の入口に3基、顧客ターゲットが多数居住する団地の入口に1基、合計4基の野立て看板を設置しました。
　このように本来の商圏の外で複数基の野立て看板を設置することで、商圏を広げたのです。

第4章　通行人の記憶に残る看板を！

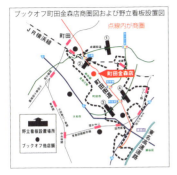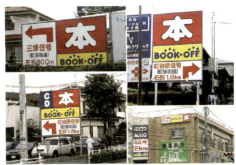

　その結果、対前年比120％の売上増を達成し、その後、全国に店舗展開をするようになりました。
　その際、野立て看板のデザインにもこだわりました。
　文字の書体・色・誘導表記のわかりやすさ、看板の形状、視認性のよいデザイン演出、夜間照明の設置……など、通行人の目線にこだわった看板デザインをつくりました。

　これは、他業種の例ですが、たとえば、郊外に立地する歯科医院での参考になるはずです。
　車を運転するドライバーの視点からのデザイン表記や、商圏のどこに設置すれば、ターゲットとする患者さんを自院に呼び込めるか、さらに、車の通行量や居住者の動きを予測して、生活道路上での設置ポイントを決めることで、確実に商圏の拡大が可能となります。
　同時に、周辺を移動する通行人の目に、常に触れることを前提とした野立て看板は、医院の認知度を高める役目も担います。
　野立看板を複数基設置することは、集患を目的とした場合、非常にメリットの多い広報戦略となるのです。

法則50 野立て看板を戦略的に使ったらインプラント治療が増加した

　インプラントは高額な自費診療となるため、新規の患者さんを呼び込むための広報・宣伝に、多くの歯科医院では苦慮しています。
　比較的多く見受けられる広報・宣伝は、雑誌などのマス媒体を使った広告です。
　マス媒体を活用した広報活動は、自院の情報が多くの人の目に止まるメリットがあります。しかし、その半面で、想定したターゲット層（たとえば、自院の診療圏内に居住する患者さん）に、ピンポイントで情報を届けることはできません。そのため、インプラントなどの診療情報を発信する媒体としては、ムダの多い媒体である、といえるでしょう。
　そこで最近、診療圏内に居住する想定されるターゲット層に、ピンポイントで情報発信できる媒体として注目を集めているのが、「野立て看板」です。
　「野立て看板」は、道路上に設置する大型看板です。そのため、常に道路を使用する通行人や近隣住人の目に触れます。診療圏内に設置することで、自院に通院してほしい患者さんに向けての効果的な情報発信が可能となります。
　また、診療圏の拡大にも適しています。従来なら診療圏の外側にあたる地域に、野立て看板を設置することで、新たな患者さんの発掘につながるのです。

　このような特長を持った野立て看板は、実はインプラント数の増加にもきわめて高い効果があります。

第4章　通行人の記憶に残る看板を！

　実際に野立て看板を戦略的に活用することで、インプラント数を大きく伸ばしている歯科医院があります。

　たかしま歯科さんは、自院で行うインプラント診療にスポットを当てた野立て看板を、診療圏内に複数基設置することで、インプラント数の増加につなげました。同医院が設置した野立て看板は、2種類のデザインによるものです。

> ①診療風景の写真をバックに「インプラント」「たかしま歯科」「価格」を載せたもの
> ②前進色の蛍光色をバックに「インプラント」「たかしま歯科」「インプラント診療代」を載せたもの

　いずれの看板も、デザインを変えてはいますが、たかしま歯科さんがインプラント診療を適正な診療代で行うことが伝わるものとなっています（83ページ参照）。
　そのため、周辺地域に居住する住人や、この道路を日頃から使用する通行人にとって、いつの間にか「たかしま歯科＝インプラント」という情報が記憶にインプットされることになります。
　このような記憶へのインプットは、通行人や地域住人を潜在的な患者さんに変えていきます。
　インプラント診療を考えた際、自然とたかしま歯科さんのことが記憶に蘇るからです。これを、メモリーインプット効果と呼びます。このメモリーインプット効果をつくり出すのに、野立て看板は非常に適した媒体なのです。
　もちろん、その効果を最大化するためには、いくつかのポイントが

あります。3つにまとめてみます。

①野立て看板は、戦略的に設置することで、必ず効果が出ます。ただし、最低でも3年間は継続して設置したほうがいいでしょう。
②野立て看板のデザインを、インプラント診療に絞ることで、ターゲットとする患者さんに訴求できます。
③医院の強みを徹底的に発信することで、確実に新規の患者さんはつかめます。野立て看板は、エリアを自由に選定できるため、その地域のターゲット層に向けて、ピンポイントで自院の情報を発信できる媒体となります。そこで、同一地域に内に複数の野立て看板を設置することで、周辺に居住するターゲット層に訴求でき、印象に残してもらえます。

野立て看板は、このように、戦略的な使い方をすることで、大きな効果をあげることが可能となる媒体です。ただし、そのためには十分な事前調査と、デザイン選定が必須となることを知っておいてください。

≪小山雅明の論文と著作リスト≫
書　籍
[1] 小山雅明、看板の魅力で集客力がアップする、かんき出版
[2] 竹田陽一・小山雅明、儲かるお店は見た目で決まる、実業之日本社
[3] 小山雅明・メディカルチーム、歯科医院看板の成功法則、クインテッセンス出版
[4] 小山雅明・人の心は色で動く、三笠書房
[5] 大久保一彦・小山雅明、成功する小さな飲食店の始め方、西東社
[6] 小山雅明、お客を選ぶ店ほどお客に選ばれる、日経BP社
[7] 小山雅明、看板偏差値7秒集客のルール、日労研
書籍　翻訳
[1] 小山雅明・人の心は色で動く 台湾語翻訳

第4章　通行人の記憶に残る看板を！

[2] 竹田陽一・小山雅明、儲かるお店は見た目で決まる　中国語翻訳
[3] 小山雅明、お客を選ぶ店ほどお客に選ばれる　中国語翻訳
[4] 小山雅明、お客を選ぶ店ほどお客に選ばれる　台湾語翻訳

DVD
[1] 小山雅明監修、看板を変えて、売上を伸ばせ！繁盛店への看板力、日経BP社

学会論文誌（査読付）
[1] 小山雅明、高橋由樹、椎塚久雄：ボロノイ図を用いた野立て看板のなわばりモデルの基礎的考察、日本感性工学会論文誌、採録決定済み
[2] 小山 雅明、高橋 由樹、椎塚 久雄：ファジィ積分による看板の評価、日本感性工学会論文誌、Vol.13, No.1, pp.155-162、2014年2月
[3] 小山 雅明、高橋 由樹、椎塚 久雄、看板の偏差値法による分析と評価－顧客満足度を改善するための看板偏差値の提案－、日本感性工学会論文誌、Vol.12, No.1, pp.193-205、2013年2月

〈Springer Book〉（査読付）
[1] Masaaki Koyama, Yuki Takahashi and Hisao Shiizuka: Analysis and Evaluation of Business Signs Using Deviation Values, in Industrial Applications of Affective Engineering, pp.39-54, Springer, 2014

国際会議（査読付）
[1] Masaaki Koyama, Yuki Takahashi, Hisao Shiizuka: Evaluation of the Effect on Viewer Recognition of Viewing at an Angle a Sign with Arrow Markings, International Conference on Kansei Engineering and Emotion Research 2014, pp.1-10, 2014
[2] Masaaki Koyama, Yuki Takahashi, Hisao Shiizuka: Evaluation Criteria and their Importance in Conveying the Impression of a Given Type of Business: Application of the Analytical Hierarchy Process (AHP) to the Design of Illuminated Signboards, Proceedings of 5th International Congress of International Association of Societies of Design Research, OE1-1/5924-5932, 2013年7月
[3] Masaaki Koyama, Yuki Takahashi, Hisao Shiizuka: Analysis and Evaluation of Business Signs Using Deviation Values- Proposal for Using Sign Deviation Values to Improve Customer Satisfaction-. Proceeding of International Symposium on Affective Engineering, pp.1-9, March 2013.

学会大会
[1] 小山雅明、高橋由樹、椎塚久雄：ボロノイ図を用いた野立て看板のなわばりモデルの基礎的考察、第16回日本感性工学会大会予稿集、査読セッション_A54、2014年9月。
[2] 小山雅明、高橋由樹、椎塚久雄：ファジィ積分による看板の評価―看板の属性値が示すファジィ測度の単調性―、第15回日本感性工学会大会予稿集、査読セッション_ F12、2013年9月。
[3] 小山雅明、高橋由樹、椎塚久雄：看板の偏差値法による分析と評価―顧客満足度を改善するための看板偏差値の提案―、第14回日本感性工学会大会予稿集、査読セッション_ B1-04、2012年8月。
[4] 小山雅明：道路沿いにおける看板の発見のしやすさの要因分析、第6回日本感性工学会春期大会予稿集、2012年3月。

●著者のプロフィール
小山　雅明（こやま　まさあき）
アイワ広告株式会社代表取締役社長、日本感性工学会理事。看板視認性の改善、S.I.（ショップ・アイデンティティ）による集客サインコンサルティングの第一人者。有名外食チェーン店の集客アドバイザーをはじめ、看板によって集客を仕組み化するサインコンサルタントとして、数多くの飲食店、小売業など、業種・業態を問わずV字回復に導いている。また、研究者としても、30年以上にわたる科学的研究により、通行人の感性と心理を誘導する看板理論を打ち立てている。「3段階確率論」「看板偏差値法」は、感性工学会世界大会で、各国の研究者・学者から大きな注目を浴びた。各種業界専門誌、業界新聞などで連載の他、NHK、テレビ東京、日本テレビ、TBSなど出演番組多数。
主な著書に『看板の魅力で集客力がアップする』（かんき出版）、『儲かるお店は「見た目」で決まる』（実業之日本社）、監修DVD『看板を変えて売上を伸ばせ！繁盛店への看板力』（日経BP社）、『人の心は『色』で動く』（三笠書房）、『看板偏差値～7秒集客のルール』（日労研）、『歯科医院≪看板≫の成功法則』など多数。
アイワ広告株式会社
〒194-0023　東京都町田市旭町1-21-14
TEL　042-709-0300　http://www.aiwa-ad.co.jp/

図解　患者さんを引きつける看板50の成功法則

2015年5月10日　第1版第1刷発行

著　　者　　小山　雅明

発 行 人　　佐々木一高

発 行 所　　クインテッセンス出版株式会社
　　　　　　東京都文京区本郷3丁目2番6号　〒113-0033
　　　　　　クイントハウスビル　　電話(03)5842-2270(代　表)
　　　　　　　　　　　　　　　　　(03)5842-2272(営業部)
　　　　　　　　　　　　　　　　　(03)5842-2280(編集部)
　　　　　　web page address　http://www.quint-j.co.jp/

印刷・製本　サン美術印刷株式会社

©2015　クインテッセンス出版株式会社　　　禁無断転載・複写
Printed in Japan　　　　　　　　　　　　　落丁本・乱丁本はお取り替えします
　　　　　　　　　　　　　　　　　　　　　ISBN978-4-7812-0436-9　C3047

定価はカバーに表示してあります